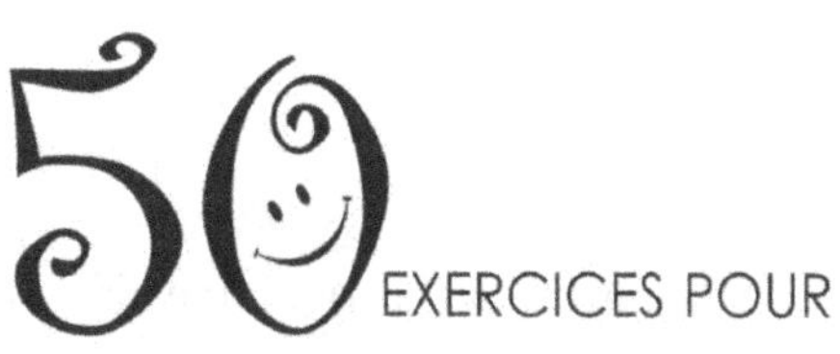

SE DÉBARRASSER DE SES VOISINS

Groupe Eyrolles
61, bd Saint-Germain
75240 Paris Cedex 05

www.editions-eyrolles.com

Avec la collaboration de Muriel Guaveïa

ISBN : 978-2-212-55567-7

Guillaume Clapeau

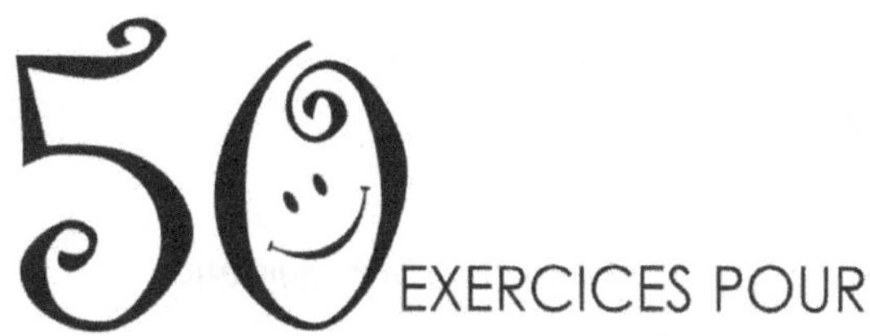

50 EXERCICES POUR SE DÉBARRASSER DE SES VOISINS

EYROLLES

Dans la même collection :

Philippe Auriol et Marie-Odile Vervisch,
- *50 exercices pour apprendre à s'engager.*
- *50 exercices pour s'affirmer.*
- *50 exercices pour changer de vie.*
- *50 exercices pour penser positif.*

Sophie et Laurence Benatar, *50 exercices de relooking.*

Laurence Benatar, *50 exercices de confiance en soi.*

France Brécard, *50 exercices pour savoir dire non.*

Christophe Carré,
- *50 exercices pour maîtriser l'art de la manipulation.*
- *50 exercices pour résoudre les conflits sans violence.*

Catherine Cudicio, *50 exercices de PNL.*

Hélène Dejean et Catherine Frugier, *50 exercices d'analyse transactionnelle.*

Émilie Devienne (sous la direction de), *50 exercices pour bien commencer l'année.*

Émilie Devienne, *50 exercices pour prendre la vie du bon côté.*

Valérie Di Daniel,
- *50 exercices pour mieux respirer.*
- *50 exercices pour gérer ses émotions.*

Gilles Diederichs,
- *50 exercices de spiritualité.*
- *50 exercices de zen.*

Brigit Hache et Joëlle Marchal, *50 exercices pour se consoler.*

Laurie Hawkes, *50 exercices d'estime de soi.*

Bernadette Lamboy, *50 exercices pour être bien dans son corps.*

Philippe Lebreton, *50 exercices pour développer son influence.*

Laurence Levasseur,

– *50 exercices pour gérer son stress.*
– *50 exercices pour prendre la parole en public.*
– *50 exercices pour profiter du moment présent.*

Virgile Stanislas Martin,

– *50 exercices pour pratiquer la Loi d'Attraction.*
– *50 exercices pour convaincre.*
– *50 exercices d'Ho'oponopono.*

Virgile Stanislas Martin et Guillaume Poupard,
50 exercices de systémique.

Sophie Mauvillé et Patrick Daniels,
50 exercices pour décrypter les gestes.

Mireille Meyer, *50 exercices d'autohypnose.*

Paul-Henri Pion, *50 exercices pour lâcher prise.*

Géraldyne Prévot-Gigant,

– *50 exercices pour développer son charisme.*
– *50 exercices pour apprendre à méditer.*
– *50 exercices pour sortir de la dépendance affective.*
– *50 exercices pour sortir du célibat.*

Jacques Regard,

– *50 exercices pour ne plus subir les autres.*
– *50 exercices pour ne plus tout remettre au lendemain.*
– *50 exercices pour retrouver le bonheur.*

Jean-Philippe Vidal, *50 exercices pour mieux communiquer avec les autres.*

Dans la même série :

Guillaume Clapeau, *50 exercices pour survivre aux réunions de famille.*

Émilie Devienne, *50 exercices pour rater sa thérapie.*

Philippe Noyac, *50 exercices pour terrasser ses ennemis.*

Tonnie Soprano et Billie Alto, *50 exercices pour éduquer son homme.*

Sommaire

Introduction

Ça y est ! Après des dizaines de visites et des heures passées à attendre dans des cages d'escalier sordides qu'un agent immobilier daigne vous ouvrir la porte du taudis insalubre qu'il entend louer à prix d'or, votre dossier a été accepté sans trop de dédain par un propriétaire miraculeusement peu regardant et vous venez d'emménager dans l'appartement de vos rêves avec le même soulagement que celui qui vous étreint actuellement en achevant la lecture de cette phrase particulièrement longue, mais si brillamment construite, vous n'aurez pas manqué de le noter au passage.

Mais votre soulagement risque d'être de courte durée. Car savez-vous qui vit de l'autre côté du mur de votre salon ? Et de votre chambre ? Et au bout du couloir, d'où proviennent ces effluves inquiétants ?

Même combat si vous venez d'emménager dans un coquet pavillon avec garage, sous-sol total et 150 m^2 de jardin. Votre clôture suffira-t-elle à vous préserver des nuisances alentour ? Assurément non.

Heureusement, les 50 exercices contenus dans ce guide vont vous permettre de parer à toutes les situations. Voisins bruyants, impolis, voire psychopathes en puissance… notre équipe d'analystes vous livre des techniques éprouvées pour gérer avec maestria les problèmes de voisinage, apaiser les tensions inhérentes à la vie en collectivité et vous débarrasser purement et simplement des importuns. En appliquant scrupuleusement nos conseils avisés, vous pourriez même passer la prochaine Fête des voisins à siroter du beaujolais tiède tout seul au milieu de la cour. La belle vie, quoi.

1

Mon immeuble, ma bataille

« ... Fallait tous qu'ils s'en aillent, wo oh oh ! » se lamentait Daniel Balavoine. Non ? C'est pas ça ? Bon, on recommence. « Qu'ils s'en aillent tous ! » suggérait avec espièglerie l'inénarrable Jean-Luc Mélenchon. Cela vous sied mieux ? Parfait. À l'instar de ce débonnaire leader politique, vous aimeriez vraiment que vos voisins quittent votre immeuble, la ville, ou la surface de la Terre. Autant de personnalités déviantes dans un espace aussi restreint dépasse allègrement ce que vous pouvez endurer. Et comme il est difficile d'habiter dans une yourte (nature, bulgare ou à la grecque, je vous laisse le choix du modèle), il va falloir prendre les choses en main. *Dignitas et gravitas*, voici comment.

Exercice n° 1 • L'interphone

Vous avez enfin emménagé ! Pour commencer, il est de bon ton de réaliser un état des lieux des forces en présence. Pour ce faire, quoi de mieux que d'analyser les noms sur l'interphone ? Rien. En effet, même si un nom de famille ne révèle pas forcément la personnalité des gens qui le portent, cela vous donnera quelques indications précieuses sur vos voisins.

Notez les noms figurant sur l'interphone, avant d'inscrire ce qu'ils vous évoquent.

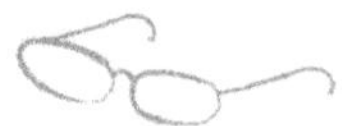

Exemples :		**À vous !**			
NOMS	**Pensées**	**NOMS**	**Pensées**	**NOMS**	**Pensées**
Ducombs	*Pas facile pour lui...*				
Lelièvre	*Pan ! Vous êtes mort.*				
Martin	*Super original...*				
de La Trémouillère	*Gros bourge*				
Dutroux	*Pédophile*				

Débriefons

L'art qui consiste à déterminer une personnalité à partir d'un nom de famille n'est pas une science exacte. Mais il offre quelques pistes de réflexion intéressantes. Ainsi, on pressent que monsieur Ducombs n'a pas dû avoir la vie facile, à l'école comme au boulot ; sans doute renfermé sur lui-même, il doit toujours être prêt à aider pour se faire bien voir. De même, monsieur Lelièvre en aura sans doute soupé des blagues téléphoniques, tandis que monsieur Martin est probablement effacé car son nom est si répandu que personne ne s'en souvient. Les de La Trémouillère sont assurément de gros coincés pleins de fric et souhaitons que monsieur Dutroux soit un homonyme, bien que la suspicion lui collera toujours à la peau.

Bon, on a bien travaillé ! Passons aux choses sérieuses avec les exercices qui suivent.

Exercice n° 2 • La concierge

C'est la voisine la plus inamovible de toutes. Trônant dans sa loge depuis plus de 40 ans, elle ne compte pas partir de sitôt. Il faut dire que son boulot est plus sympa qu'on ne pourrait le supposer de prime abord. Déjà, elle gagne beaucoup plus que vous car le syndic, peu regardant avec votre portefeuille, « oublie » systématiquement de mettre à jour ses primes diverses, variées et surtout improbables. La chanceuse touche ainsi une prime de charbon alors que le chauffage collectif n'est plus alimenté par des mineurs poussant des wagonnets depuis des lustres. Sans oublier la prime de déneigement, car un locataire a glissé sur le trottoir verglacé lors de l'hiver 1975 (les pattes d'éph et les talons compensés n'aidaient guère, durant cette noire période).

Sinon, côté boulot proprement dit, ça va aussi. Elle trouve le temps de promener son chien trois fois par jour (quand votre patron vous foudroie du regard dès qu'il vous aperçoit avec un café), d'aller faire ses courses (pile quand vous devez récupérer un paquet dans sa loge), mais pas celui de changer l'ampoule du plafonnier du hall, parce que vous comprenez, c'est quand même super dangereux de grimper sur un escabeau. Vous ne voudriez pas qu'elle ait un accident du travail, non ? Alors, comment gérer la doyenne de l'immeuble ?

Profitez d'une réunion du conseil syndical pour proposer la réfection des escaliers, puis suivez les étapes.

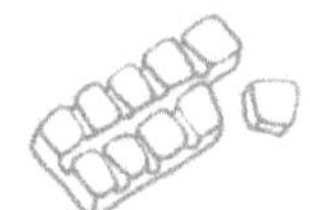

1. Pour convaincre le conseil syndical d'accepter le remplacement des escaliers actuels par un modèle en béton armé, argumentez que les escaliers en chêne du XIXe siècle sont un peu ringards, au contraire du béton absolument tendance dans sa version cirée. En outre, leur entretien sera plus simple pour votre vénérable gardienne.

2. Une fois les travaux acceptés dans l'enthousiasme général, proposez de superviser vous-même l'étape la plus importante du gros œuvre, à savoir le coulage de tonnes de béton en lieu et place de l'escalier actuel.

3. Comme vous êtes hyper sympa, la gardienne accepte volontiers la coupe de champagne que vous lui tendez, dans laquelle vous aurez pris soin de dissoudre quelques puissants somnifères.

4. Une fois le béton coulé mais pas encore sec, et les ouvriers en pause déjeuner, étendez votre gardienne endormie sur l'une des marches et regardez-la s'enfoncer peu à peu dans la substance pâteuse.

5. Laissez durcir. Vous pouvez accélérer le processus à l'aide de votre sèche-cheveux, prétextant – au cas où un ouvrier vous surprendrait – que vous aviez un impérieux besoin de brushing.

Débriefons

L'expression « La concierge est dans l'escalier » n'aura jamais été plus d'actualité.

Exercice n° 3 • Celle qui marche en talons sur le parquet

Avec elle, pas besoin de GPS, vous pouvez suivre ses moindres déplacements à l'oreille. Il faut dire qu'elle ne les quitte jamais. Quoi ? Ses chaussures à talons qui font un si joli bruit sur son parquet qui se trouve être votre plafond par la même occasion. Cela commence à vous horripiler quelque peu. Du matin au réveil jusqu'à des heures indues, ce clac-clac permanent met vos nerfs à rude épreuve. Comment retrouver un peu de silence ?

Identifiez la situation qui s'applique le mieux à votre personnalité, puis consultez les résultats.

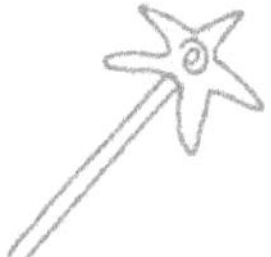

1. Vous êtes la réincarnation de Christian Louboutin (ce n'est pas chose facile, ce dernier n'étant pas encore mort, en tout cas à l'heure où j'écris ces lignes). Lors d'un voyage à Angoulême si vous êtes fan de bandes dessinées, à Cognac si vous êtes friand de romans policiers et/ou alcoolique, ou à Champagne-Mouton si vous êtes adepte des villes à noms rigolos, faites l'acquisition d'une paire de charentaises (les moins ignares d'entre vous auront remarqué que ces trois communes sont sises dans le département de la Charente, l'auteur faisant preuve d'une certaine logique dans ses propos). Les charentaises ont la particularité d'être parfaitement silencieuses (les chaussures, pas les habitantes de cette contrée reculée, dont certains spécimens peuvent émettre des sons tout à fait stridents). Puis rendez-vous dans un magasin de loisirs créatifs et faites l'emplette de strass et de rubans variés et colorés. Décorez ensuite les charentaises pour leur donner une touche de modernité décalée qui séduira à coup sûr votre voisine. Puis faites un joli paquet cadeau et montez chez cette dernière.

2. Vous êtes la réincarnation d'Henri Castorama (ce n'est pas chose facile, les historiens se querellant depuis des décennies pour savoir si ce personnage est bien à l'origine des magasins du même nom). Faites l'acquisition de 70 m² de moquette, d'un cutter et de colle, puis montez le tout sur le palier de votre voisine (fichtre, vous n'allez tout de même pas entreposer 70 m² de moquette chez vous !). Puis sonnez chez cette dernière.

Débriefons

Certes, vous allez passer pour un gros taré. Mais cela aura le mérite de briser la glace de manière originale. Reste ensuite simplement à dire à votre voisine que ses talons, même s'ils lui galbent les jambes de façon sublime (il est souhaitable de caser un peu de flagornerie dans votre requête), résonnent beaucoup et que ça vous dérange. Si elle est de bonne volonté, les choses se régleront toutes seules. Et c'est là que vous vous demandez : « Était-il indispensable de recourir à ces subterfuges hasardeux au lieu de juste monter me présenter et lui demander de faire moins de bruit ? » Non, en fait.

Exercice n° 4 • Celui qui ne dit jamais bonjour

Vous avez essayé de le saluer dans plusieurs langues, y compris celle des signes au cas où il serait dur de la feuille, mais sans résultat. Il vous ignore royalement à chaque fois que vous le croisez. Parfois, il fait même semblant de ne pas vous voir, en plongeant le nez dans son courrier ou en renouant ses lacets.

Et c'est la même chose avec tous les gens de l'immeuble. Comment gérer ce gros malpoli ?

Apprenez par cœur les citations suivantes et déclamez-les à votre voisin discourtois à chaque fois que vous le verrez.

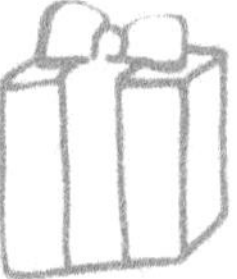

- À politesse extrême, méfiance extrême. (Mateo Aleman)
- Plus les sentiments sont distants, plus les politesses sont nombreuses. (Proverbe chinois)
- La politesse est la plus acceptable des hypocrisies. (Ambrose Bierce)
- Il est bien corrompu le peuple chez qui la politesse est la première loi ! (Malesherbes)
- Méfiez-vous de ceux qui font étalage de leur politesse ! (Marcel Jouhandeau)
- La politesse est une traîtresse qui fait dire souvent ce qu'on ne pense pas. (Destouches)
- La politesse, c'est l'indifférence organisée. (Paul Valéry)

Débriefons

Comment ça, cet exercice ne marche pas ? Attendez une seconde… Ah, oui… La plupart de ces citations présentent la politesse comme un truc un peu naze… Finalement votre voisin vous respecte peut-être à un point tel qu'il considère que vous saluer serait vous faire injure ? Pourtant vous ne le méritez sans doute pas, espèce de sale hypocrite qui dit « bonjour » ! Votre voisin est bien bon de ne pas vous adresser la parole ! Filez immédiatement ne pas vous excuser !

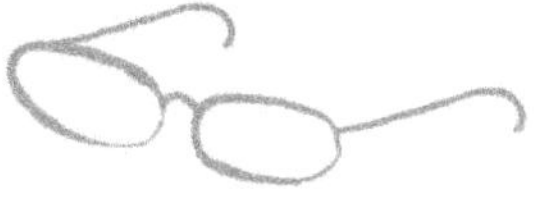

Exercice n° 5 • La vieille qui espionne

Vous vous demandiez pourquoi les gens cherchent des appartements sans vis-à-vis ? Maintenant, vous savez. La vieille du 4e gauche a en effet une vue bien dégagée sur votre salon et votre chambre, et elle surveille vos moindres faits et gestes. Vous avez bien installé des rideaux occultants, mais cette relique semble posséder des super pouvoirs ! Toujours au courant de ce que vous faites, elle en informe aimablement les autres locataires. Ils sont ainsi parfaitement au fait du film que vous avez regardé la veille, de ce que vous avez préparé à manger et de qui vous avez invité. Comment sortir de ce pétrin ?

Pour chaque film cité ci-dessous, listez le matériel nécessaire pour jouer une scène en duo.

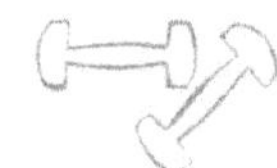

Exemple :

Spiderman : *Un costume de Spiderman. Un costume de malfaiteur. De la fausse toile d'araignée. Une fausse arme à feu.*

1. *Intouchables*

_ _

_ _

_ _

2. *Pulp Fiction*

---

3. *Gladiator*

---

4. *Dirty Dancing*

---

5. *Charlie et la chaude gâterie*

6. Maintenant, allez acheter tout ce matériel et ramenez un(e) ami(e) à la maison pour rejouer les moments cultes de ces films devant votre fenêtre !

Débriefons

Quand la vieille racontera ça le lendemain, sa crédibilité en prendra un sacré coup : « – Vous savez quoi ? Le type d'en face a dû avoir un grave accident parce qu'il est maintenant en fauteuil roulant, mais ça ne semble pas trop l'embêter car un grand noir danse devant lui pour le divertir. » « – Mais oui, mémé, c'est ça, pourquoi tu ne rentrerais pas chez toi te reposer un peu ? » Quand plus personne n'écoutera ce qu'elle raconte, elle n'aura plus besoin de vous espionner pour avoir des choses à dire. Et vous pourrez jeter ces rideaux occultants qui sont quand même très moches, il faut bien en convenir.

Exercice n 6 • Le lève-tôt

5 h 30. Vous rêvez étrangement des chutes du Niagara quand vous vous réveillez en sursaut. La cause de ce brusque réveil ? Le bruit d'une chasse d'eau, suivi d'une douche en action. Vous vous rendormez d'un sommeil paisible.

6 h 00. Est-ce un moustique qui vrombit au creux de votre oreille ? Non, c'est la mélodie du rasoir électrique qui débarrasse temporairement votre voisin de sa pilosité faciale. Rassuré, vous replongez dans le sommeil du juste.

6 h 30. Vous ouvrez les yeux au son d'une ritournelle de Florent Pagny critiquant les services fiscaux par le truchement d'une radio de l'autre côté de la cloison. Vous retombez dans les bras de Morphée, bercé par cette chanson que vous quali-

fieriez d'écoutable si vous disposiez d'un peu d'ironie à cette heure-ci.

6 h 55. Une porte claque. Vous voici définitivement réveillé. De toute façon, il est trop tard pour vous rendormir, votre réveil sonne dans cinq minutes. Ce rituel matinal est fort sympathique mais vous aimeriez bien qu'on cesse de vous tirer du lit dès potron-minet (parce que ça fait quand même super tôt). Comment faire ?

À chaque problème sa solution. Suivez scrupuleusement les étapes ci-dessous.

1. **L'eau qui coule.** Il suffit de la couper avant d'aller vous coucher. Rendez-vous dans le local où sont sis les compteurs. Repérez celui de votre voisin (son numéro est souvent le même sur les boîtes aux lettres) et fermez la vanne. Ne vous avisez pas de la détruire purement et simplement car le compteur pourrait être remplacé par un modèle plus difficile à gérer.

2. **Les appareils électriques.** Connaissez-vous le principe d'une bombe à impulsions électromagnétiques ? Non ? Vous n'avez pas suffisamment regardé *24 h Chrono*. Ce truculent dispositif est destiné à mettre hors d'usage les appareils électriques et électroniques. Rendez-vous à la boutique des services secrets la plus proche de chez vous pour acquérir un modèle bon marché (inutile de dépenser une fortune, surtout quand on voit les prix de l'impulsion électromagnétique actuellement). Une fois rentré chez vous, déclenchez le détonateur et profitez d'une bonne nuit de sommeil réparateur. Car vous risquez de vous coucher tôt, votre télé étant sans doute en panne elle aussi.

3. **La porte qui claque.** Des désagréments que vous subissez, c'est le plus simple à appréhender. En l'absence de votre voisin, massacrez sa porte à l'aide de la hache que vous trouverez près de l'extincteur. Connaissant le délai pour que le syndic de l'immeuble prenne en charge les devis, la commande et la réparation, votre voisin va passer quelques semaines avec son appartement clôturé par une bâche en plastique relativement silencieuse.

Débriefons

Vous voilà frais et dispo le matin ! Vous veillez même plus tard qu'avant pour avancer sur votre maquette de bateau en capsules de bière. Mais du coup, il vous faut boire plus de bière pour avoir de quoi travailler. Et vos poignées d'amour se développent de façon inquiétante. C'est décidé, vous allez en profiter pour vous mettre au jogging quotidiennement. Voyons, quel est le créneau le plus pratique dans votre vie trépidante ? En rentrant du travail ? Trop fatigué physiquement. Une fois les enfants couchés ? Trop fatigué psychologiquement. Bon, reste tôt le matin. Vous iriez bien courir vers 5 h 30, tiens !

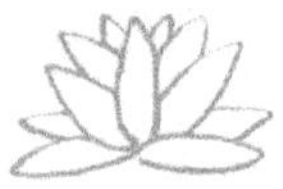

Exercice n° 7 • La réincarnation de Jimi Hendrix

Vous n'en pouvez plus ! Vos murs tremblent tous les soirs au rythme d'un ampli crachant du neo-metalcore-mélodique (bien que vous ne soyez pas sûr de ce que ce style musical recouvre exactement), d'une batterie vrombissant du jazz-fusion épileptique ou d'un accordéon vibrant sur les plus grands succès d'Aimable (ce que vous risquez de ne plus rester très longtemps). Comment faire comprendre à votre voisin musicien qu'il faudrait revoir l'insonorisation de son logement sous peine de voir couler le sang ?

Repérez votre situation dans le tableau ci-dessous, et appliquez les méthodes proposées.

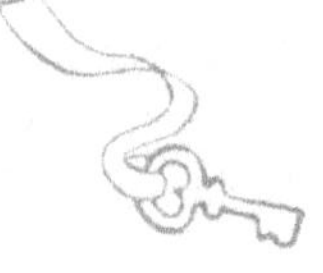

Votre voisin joue des morceaux qui vous plaisent
Certes, vous êtes dérangé par le bruit, mais pas particulièrement par ce que votre voisin joue. Ses goûts musicaux correspondent peu ou prou aux vôtres et il ne s'agit là que d'un problème de volume sonore. En priant pour qu'il ne soit pas diabétique et sujet au cholestérol, offrez-lui quelques livres de cuisine où les recettes à base d'œufs se taillent la part belle. Crêpes, gaufres, omelettes, n'hésitez pas à choisir un assortiment varié pour que son régime alimentaire reste le plus équilibré possible. Si votre voisin accueille votre présent avec plaisir, glissez-lui au passage de conserver les boîtes d'œufs et d'en tapisser les murs de la pièce où il joue. Lesdites boîtes, qu'on ne verra certes jamais en vedette d'une émission de déco, feront grâce à leurs alvéoles un excellent isolant phonique. Et un type qui arbore tous les jours des t-shirts d'Iron Maiden ne s'intéresse de toute façon pas à la déco, non ?
Votre voisin joue des morceaux qui vous font saigner les oreilles
Si les goûts musicaux de votre voisin penchent, disons, vers de la variété française datant de Mathusalem pour peu que celui-ci ait vécu dans les années soixante, vous allez devoir donner un peu plus de votre personne. Dans cet exemple, on considérera que votre voisin est guitariste ; à vous de faire preuve d'imagination pour transposer la méthode qui suit à votre situation personnelle. Ceci étant dit, la première et la plus évidente des choses à faire est de vous rendre dans un estaminet interlope, de vous assurer les services d'un homme de main peu scrupuleux et de lui demander de briser les rotules du guitariste d'Hervé Vilard. Vous auriez quand même pu y penser tout seul. Puis, en usant de ce qu'il faut de chantage et de corruption, débrouillez-vous pour que votre voisin soit engagé en remplacement du pauvre homme sur l'inénarrable croisière « Âge tendre et tête de bois », lieu saisissant où des personnes âgées vêtues d'improbables tenues à motifs animaliers se retrouvent en pleine mer (histoire d'être sûr que personne ne puisse s'échapper) pour se délecter de chanteurs et chanteuses liftés, entonnant leur unique succès à travers un dentier éclatant de blancheur. Vous voici débarrassé de votre voisin pour un bout de temps. Si d'aventure la croisière s'effectue sur le navire d'une célèbre compagnie maritime italienne, il se peut même que vous ne le revoyiez plus jamais.

Débriefons

Voilà votre appartement redevenu lieu de quiétude. Bon, dans le premier cas, il se pourrait que le bruit soit peu avantageusement remplacé par une odeur persistante d'œuf moisi filtrant à travers la ventilation de l'immeuble. Et dans le second, l'homme de main qui vous a aidé pourrait bien décider de squatter l'appartement vacant en échange de ses services. Et se retrouver voisin d'un homme de main n'a rien de très réjouissant. Heureusement, ceci fera l'objet de l'exercice ***n° 35****. J'ai vraiment pensé à tout, dites donc ! Merci qui ?*

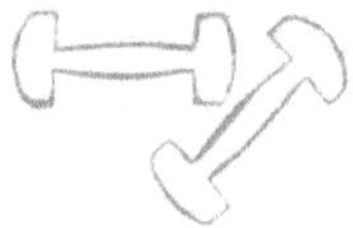

Exercice n° 8 • Les squatteurs de parking

Vous avez le malheur de rentrer un peu tard et il n'y a évidemment plus de place dans le parking de l'immeuble. Vous voilà obligé de stationner votre guimbarde dans la rue, entre les poubelles du resto chinois et la bouche d'incendie qui fuit. Et dire qu'hier encore vous assistiez depuis votre balcon à cet étrange ballet : la voisine du premier courant se poster sur une place encore vacante pour faire le pied de grue pendant 10 minutes et garder la place à son bienheureux époux ! Et c'est la même chose tous les soirs, alors que ces fâcheux disposent d'un box. Bon, ce n'est pas comme si le mari garait son scooter dans les parties communes et que le local à vélos était monopolisé par cinq bicyclettes qu'ils n'utilisent jamais. Ben, en fait, si. Alors comment ne plus avoir à trouver votre tacot couvert de restes de rouleaux de printemps détrempés dès que vous rentrez après 21 h 00 ?

Un peu de travaux manuels ne nuisent jamais. Armez-vous de ciseaux et de colle pour suivre ce mode d'emploi.

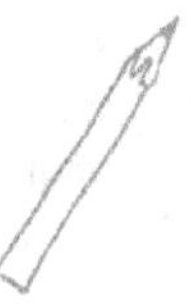

1. Photocopiez le dessin ci-dessous en l'agrandissant, puis coloriez-le en conformité avec le Code de la route.

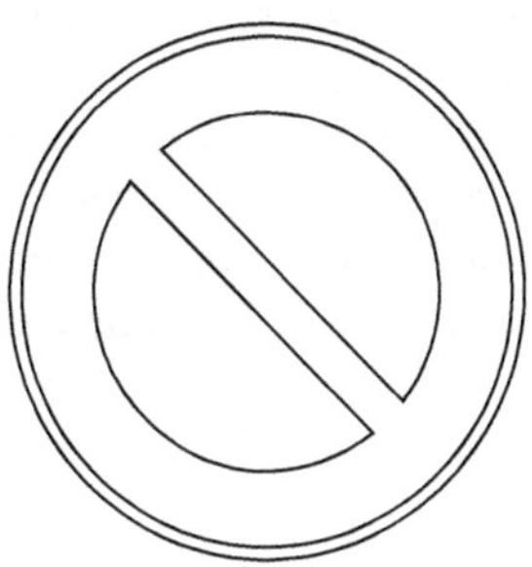

2. Récupérez un panneau de signalisation de forme circulaire, par exemple celui qui limite la vitesse à l'approche de l'école voisine. De toute façon, il ne sert à rien, cette limite étant si basse que quand vous essayez de la respecter, vous calez systématiquement.

3. Collez votre réalisation sur ce panneau et plantez le tout à l'emplacement favori de vos voisins.

4. Une variante espiègle consiste à agrémenter le signe de stationnement interdit d'un petit message. Complétez les panneaux ci-dessous au gré de votre imagination :

SAUF LARVES DE CLOPORTE	SAUF TRANSPIRATION EXCESSIVE
SAUF VIEILLES CAISSES POURRIES	SAUF 666 CUL 69

Débriefons

Voilà qui devrait dissuader vos voisins de stationner leurs véhicules à cet endroit. Et comme vous n'avez plus aucun amour-propre depuis que vous avez volontairement détruit votre iPhone pour empêcher votre neveu de cinq ans de battre votre record à Angry Birds, *cela ne vous dérange pas le moins du monde de vous garer à un emplacement stipulant « Interdit, sauf cadavres de lémuriens en décomposition ». Votre voiture peut désormais dormir sur ses quatre jantes alliage.*

Exercice n° 9 • La reine de la nuit

Non, il ne s'agit pas d'une cantatrice qui vous assourdirait par ses égosillements suraigus. Le souci avec elle, c'est qu'elle rentre de boîte tous les matins vers 5 heures et qu'elle ne prend pas vraiment de gants pour respecter le sommeil de ses voisins. Bruits de pas, musique, ablutions, rien n'épargne vos oreilles encore ensommeillées.

Selon l'effet escompté, suivez les étapes ci-après.

1. Pour une bonne nuit de sommeil, le plus simple consiste à empêcher votre pétulante voisine de rentrer chez elle. Pour ce faire, la technique du chewing-gum collé dans la serrure fonctionne depuis la nuit des temps (enfin... depuis que le chewing-gum et les serrures existent). Quand le couloir est désert, enfoncez une bonne dose de pâte à mâcher dans la serrure de votre voisine et colmatez bien jusqu'au fond. Si vous vous y prenez suffisamment tôt, la pâte aura le temps de sécher avant le retour de l'importune, rendant l'insertion de sa clé totalement impossible. La plupart des serruriers étant peu disposés à pratiquer des interventions la nuit, votre voisine devra se résoudre à aller dormir chez des amis, à l'hôtel, voire dans le foyer pour SDF au bout de la rue.

2. Pour un résultat plus durable, subtilisez à votre neveu boutonneux sa boîte du « Petit chimiste » et faites l'acquisition d'un flacon de bromure. À l'aide de ces deux éléments et d'une recherche rapide sur Internet, confectionnez des petits cachets aux couleurs acidulées. Votre voisine se droguant assurément (ses sorties en night-club n'étant pas le seul indice qui vous a mis la puce à l'oreille ; elle pratique aussi le curling), vendez-lui ces cachets à vil prix en lui précisant de les prendre avant de sortir. Cela devrait calmer ses ardeurs noctambules, tout en renflouant votre compte en banque qui en a bien besoin.

Débriefons

À vous, les grasses matinées ! Cela vous fait un bien fou, d'autant que vous avez incidemment croisé dans le hall des amis de votre voisine dépités de son absence pour cause de trop grande fatigue, qu'ils vous ont gentiment proposé de les accompagner dans leurs pérégrinations nocturnes et que vous vous êtes bien éclaté. Et couché très tard, du coup. Oui, une bonne grasse mat' va vous faire du bien. Et vous permettre de remettre ça dès ce soir !

Exercice n° 10 • Le fan de Dany Brillant

Il vous saoule à longueur de soirée, de week-end, voire de RTT alors que vous rêvez de passer une journée à vous reposer tranquille à la maison ! C'est à croire qu'il n'a pas de travail, et que sa discothèque complète est dédiée à... Dany Brillant. Il semble que sa chaîne stéréo ne vive que pour émettre les feulements de cet artiste inclassable (pas pour l'originalité absolue de son style, mais parce que jamais personne ne s'est donné la peine de se pencher sur la question). Vous, vous le classeriez bien dans la catégorie « Musique qui tape sur les nerfs ». Mais vérifions tout cela grâce à l'exercice qui suit.

Complétez les paroles suivantes, puis référez-vous aux résultats.

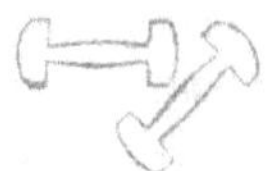

1. J'ai perdu la tête depuis que j'ai vu :

a) Suzette.

b) Annette.

c) Une côtelette.

2. Je perds la raison chaque fois que je vois :

a) Vierzon.

b) Suzon.

c) Un film de François Ozon.

3. Y'a qu'les filles qui :

a) Savent faire correctement la vaisselle.

b) Ont des tresses.

c) M'intéressent.

4. Quand je vois tes yeux :

a) Je suis amoureux.

b) Je me dis qu'un rendez-vous chez l'orthoptiste te serait certainement profitable.

c) Je deviens grincheux.

5. Quand j'entends ta voix :

a) Je m'en mords les doigts.

b) Je suis fou de joie.

c) Je songe que tu ferais bien d'arrêter de fumer.

6. Allez viens, viens :

a) Mon salaud !

b) À Saint-Germain.

c) C'est fait de tout petits riens.

Débriefons

Réponses : 1-a ; 2-b ; 3-c ; 4-a ; 5-b ; 6-b.

Moins de 2 bonnes réponses

Vous n'êtes pas très calé en Dany Brillant, dites donc, pour quelqu'un qui en bouffe du matin au soir ! Soit vous n'avez aucune mémoire, soit vous ne devez pas entendre grand-chose depuis l'appartement d'à côté, finalement. On se demande en quoi les goûts musicaux douteux de votre voisin vous gênent…

Entre 3 et 5 bonnes réponses

Alors là oui, vous maîtrisez bien involontairement le Dany Brillant illustré. Vous connaissez malgré vous la plupart des rengaines que vous impose votre voisin et n'y prenez pas suffisamment de plaisir pour pousser plus loin l'aventure et supporter cela plus longtemps. Proposez donc à la CIA d'embaucher votre voisin pour des séances de torture dans le cadre du « Patriot Act ». Les terroristes n'ont qu'à bien se tenir.

6 bonnes réponses

Hypocrite ! Je suis sûr qu'il y aurait eu davantage de questions, vous auriez répondu tout aussi « brillamment ». Pourquoi ? Parce que vous êtes un fan qui s'ignore, ou qui ne s'ignore pas et feint de s'indigner parce que ça fait bien de détester Dany Brillant auprès de vos potes métalleux, alors qu'en réalité vous n'en pensez pas un mot et que vous aimez vous déhancher sur de la salsa bas de gamme. J'espère qu'un jour vous tomberez sur un voisin fan de musique traditionnelle creusoise ; voilà qui vous remettra les idées en place !

Exercice n° 11 • Le vieux qui parle trop

Qu'est-ce qu'il vous irrite ! À chaque fois que vous avez le malheur de répondre à son « Comment allez-vous ? » par un « Pas trop mal, et vous ? », c'est le même refrain. Vous voilà parti pour une bonne demi-heure de palabres insipides à propos du temps qu'il fait, de la jeunesse qui n'est plus ce qu'elle était ou des bonnes manières qui se perdent. Et vous avez souvent mieux à faire que d'attendre que cette respectable personne âgée en finisse avec sa logorrhée. Comment abréger vos souffrances ? Voici la solution.

Prenez les devants en entretenant volontairement la conversation par les phrases suivantes.

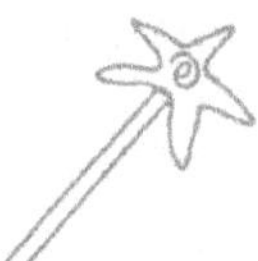

- Y'a vraiment plus de saison !
- Décidément, tout fout le camp !
- Mais je vous le demande : dans quel monde vit-on ?
- De nos jours, c'est plus comme avant !
- Mais où allons-nous ?
- C'est pas sous Giscard qu'on aurait vu des choses pareilles.

Débriefons

Eh oui, les clichés sont bien utiles en de telles situations. N'ayez pas peur d'entrer dans le jeu de votre voisin. Certes, les prochaines conversations risquent de durer encore plus longtemps, mais rapidement, vous vous apercevrez que c'est désormais vous qui le saoulez.

Le résultat sera encore plus rapide si vous lui imposez vos poncifs quelques minutes avant le début des Chiffres et des lettres, *qu'il ne voudrait rater pour rien au monde comme toute personne ayant vécu au moins une guerre mondiale (car il faut bien avoir vécu des bombardements allemands pour supporter de regarder pendant plus de cinq minutes des gens qui connaissent par cœur la table de 23). Et ne vous formalisez pas si quand vous le saluez, il prend désormais la tangente en faisant fumer les patins de son déambulateur.*

Exercice n°12 • Les trop sympas

« Coucou ! On a fait des muffins et on en a en trop, du coup, on vous en a apporté ! », « Coucou ! Si vous partez en vacances, on peut garder votre chat ! », « Coucou ! On a entendu que vous aviez du monde, alors on a apporté une bouteille de vin pour si des fois vous en manquez. » Décidément, vos nouveaux voisins trouvent toujours les pires excuses pour sonner chez vous et jeter un coup d'œil à ce qui se passe. À moins qu'ils ne soient vraiment hyper gentils et généreux, mais cela vous paraît bizarre par les temps troublés que nous vivons. Comment démêler le vrai du faux ?

Listez ci-dessous quelques moyens qui permettraient que vos voisins se mettent à vous vouer une haine inextinguible.

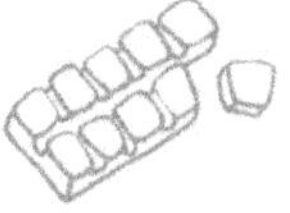

Exemples :

Aller aux toilettes chez eux en prétextant que vous ne voulez pas salir les vôtres, la femme de ménage venant de passer. Ceci est aussi valable pour la grosse commission, y compris en cas de gastroentérite.

Crever les pneus de leur voiture en vous excusant d'avoir confondu celle-ci avec celle du proviseur de votre aînée (qui bizarrement se serait garé dans le parking de votre immeuble).

Causer un incendie en lançant des mégots encore incandescents par leur fenêtre.

Débriefons

Le grand jour est arrivé. Vous avez fait subir les pires sévices à vos voisins et ceux-ci sonnent à nouveau à votre porte, les bras chargés de victuailles. « Coucou, on s'est dit qu'avec tous les tracas que cause votre maladresse, vous méritiez bien quelques remontants ! » Après avoir remercié, attrapez le chien de la concierge et faites-lui goûter tous les aliments sans exception. Il s'écroule sur le parquet au bout de quelques secondes ? Vous aviez deviné ! Vos voisins cachent sous leurs abords courtois une personnalité vile. Plus jamais vous ne leur ouvrirez. En revanche, si le chien apprécie ce que vous lui proposez et repart sur ses quatre pattes en se léchant les babines, vos voisins sont effectivement trop sympas et dénués de toute arrière-pensée. Si vous en profitiez pour partir en vacances sans votre chat ?

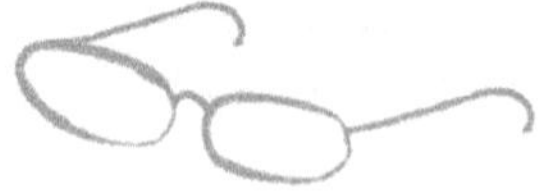

Exercice n° 13 • Le vieux sourdingue

Le bruit de sa télévision résonne dans tout l'immeuble. Vous ne manquez pas une miette des hurlements hystériques de Julien Lepers quand vous rentrez du travail. Vous ne perdez rien non plus des conversations téléphoniques de votre voisin et la dernière fois que vous lui avez demandé s'il avait aperçu la concierge, il vous a répondu que vous devriez aller plus souvent à l'église. Vous tentez régulièrement de lui signaler qu'une visite chez l'ORL lui ferait le plus grand bien, mais il ne l'entend pas de cette oreille (ni de l'autre, évidemment). Comment retrouver un peu de paix dans votre foyer ?

Aux grands maux les grands remèdes, il va falloir convaincre votre voisin que sa surdité est un danger, non seulement pour la santé mentale de ses proches, mais aussi pour lui-même.

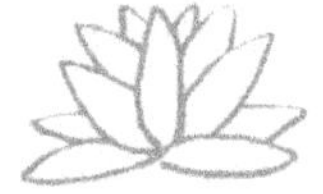

1. Récupérez des chutes de polystyrène en farfouillant dans les poubelles le jour des encombrants. Vous pouvez aussi utiliser celles qui sont toujours dans le carton de la télé HD achetée lundi dernier et que votre conjoint vous somme régulièrement de descendre à la cave sous le fallacieux prétexte que ce n'est pas très gracieux dans l'entrée. Utilisez ces chutes pour :

a) Amortir le bruit de la porte d'entrée de votre voisin, celle de l'immeuble et celle de sa boîte aux lettres en encollant des lamelles dans le bâti.

b) Confectionner de faux objets lourds et bruyants, comme dans *Les Sous-doués* que vous avez encore regardé il y a peu. Une règle métallique comme dans le chef-d'œuvre sus-cité, un trousseau de clés, une arme à feu, etc.

2. Puis, quand vous croiserez votre voisin s'étonnant du silence des portes habituellement claquantes, parlez-lui en bougeant les lèvres sans faire sortir de son et faites tomber votre faux trousseau de clés en vous bouchant les oreilles.

3. Si cela ne suffit pas à lui faire prendre rendez-vous chez l'audioprothésiste du quartier, recourrez à des méthodes plus extrêmes... Tentez par exemple de l'écraser quand il traverse la rue, puis agonissez-le d'injures en lui signalant qu'avec votre pot d'échappement percé, votre autoradio 2 × 5 000 W et votre moteur trafiqué, votre voiture aurait dû attirer son attention avant qu'il ne pose le pied sur la chaussée.

Débriefons

Ça y est, le digne descendant de Beethoven a enfin décidé de prendre les choses en main. Si vous en êtes resté aux objets en polystyrène qui tombent par terre, sans doute se fera-t-il simplement prescrire des implants auditifs. En revanche, si vous avez poussé le vice jusqu'à l'accident de voirie, il se peut que l'ORL le confie à une institution spécialisée. Dans un sens, c'est plutôt ce que vous vouliez. Dans l'autre, vous ne savez pas quels travers présentera le prochain locataire. Pesez bien le pour et le contre…

Exercice n° 14 • Le taxeur pathologique

« Excusez-moi, je pourrais vous emprunter du sel ? » « Excusez-moi, vous n'auriez pas un tournevis cruciforme ? » « Excusez-moi, je voulais me faire une omelette, mais je n'ai plus d'œufs... » Votre voisin vous a-t-il déjà adressé la parole pour autre chose que pour vous emprunter des basiques alimentaires, de l'outillage ou des produits ménagers ? Non. Soit il n'est pas au courant de l'existence des magasins, soit il est trop radin pour acheter ce dont il a besoin pour subsister, soit c'est un gros lourd. Dans tous les cas, vous en avez assez d'être pris pour un commerce de proximité.

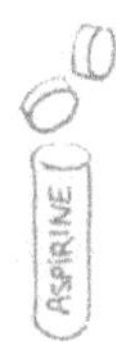

Après l'avoir complété, découpez le panonceau ci-dessous et collez-le sur votre porte d'entrée.

FERMÉ

L'épicerie de garde se trouve à _ _ _ m
sur la _ _ _ _ _ en sortant de l'immeuble.

Débriefons

Normalement, voilà qui, à défaut d'embellir votre porte, devrait dissuader votre voisin de venir quémander à nouveau. Si ça n'est pas le cas, vous pouvez aussi jouer à l'arroseur arrosé en allant vous-même frapper régulièrement chez lui pour emprunter des articles de consommation courante, voire des objets plus incongrus qui lui feront passer l'envie de revenir vous embêter (comme de la corde, une scie, une grande bâche, de l'acide sulfurique…).

Exercice n° 15 • Celui qui laisse ses poubelles dans les parties communes

C'est la même chose tous les matins. Quand vous sortez de chez vous, un délicat fumet titille systématiquement vos narines. Vous lancez un regard noir en direction de la porte au fond du couloir. Il est là, bien entendu. Le sac poubelle quotidien des Durand. Et manifestement, hier soir, c'était plateau de fruits de mer car l'odeur qui s'en dégage est plus prégnante que d'habitude. C'est décidé, vous allez prendre les choses en main. Voici comment.

Identifiez le comportement qui illustre le mieux votre personnalité... Puis consultez les résultats.

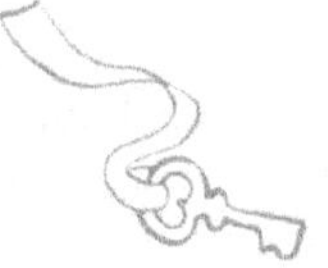

1. Vous sonnez chez les Durand et leur expliquez ironiquement la localisation précise du local à poubelles de l'immeuble. Quand ils vous répondent qu'ils la connaissent très bien puisqu'ils y jettent leurs ordures tous les matins en partant travailler, vous leur signalez avec la causticité qui vous caractérise que l'accès à ce local peut se faire 24 h/24 et que point n'est besoin d'attendre le matin pour en faire usage. Quand ils vous répondent qu'ils le savent très bien mais que ça les arrange de faire comme ça, vous rentrez chez vous l'air penaud.

2. Vous sonnez chez les Durand et quand la porte s'ouvre, vous vous saisissez du sac poubelle et le jetez sans ménagement à l'intérieur de leur appartement en criant « Ça suffit, bandes de dégueulasses ! Vous n'avez pas besoin de faire subir vos détritus à tout l'immeuble ! » Quand ils vous répondent « Mais vous êtes un malade ! Micheline, appelle la police ! » puis que vous rétorquez « C'est ça, vas-y, grosse truie ! », vous rentrez chez vous l'air furieux.

3. Vous sonnez chez les Durand et leur expliquez gentiment que l'odeur de leurs déchets vous incommode et qu'un peu de marc de café au fond du sac poubelle en absorberait une bonne partie, diminuant ainsi la gêne olfactive que vous ressentez quotidiennement. Quand ils vous répondent en ricanant qu'ils y penseront, vous rentrez chez vous l'air satisfait.

Débriefons

Vous êtes dans le comportement 1

Visiblement, les Durand n'ont pas le même sens du second degré que vous. Ils n'ont pas compris pourquoi vous les dérangiez de si bon matin. Essayez d'être plus explicite, par exemple en disant simplement « Pourriez-vous s'il vous plaît éviter de laisser traîner vos ordures dans le couloir en les descendant directement dans le local prévu à cet effet quand le besoin s'en fait sentir ? ». S'ils n'ont toujours pas compris et qu'un nouveau sac se présente à votre vue le lendemain, n'hésitez pas à l'éventrer et à en étaler le contenu sur le pas de leur porte.

Vous êtes dans le comportement 2

Votre attitude ne va rien arranger. C'est le début d'une guerre de tranchées qui risque bien de durer. Au lieu d'essayer de parlementer, vous vous êtes laissé aller à un comportement agressif qui va faire camper les Durand sur leurs positions. Cette situation ne saura plus désormais être résolue par des moyens civilisés. Si, comme il est probable, un nouveau sac se présente à votre vue le lendemain, n'hésitez pas à sonner à nouveau chez les Durand, à éventrer Micheline et à en étaler le contenu sur le pas de leur porte.

Vous êtes dans le comportement 3

Même si la gêne vous insupporte, vous savez rester maître de vos nerfs et essayez de résoudre les conflits par la discussion et des propositions d'issues honorables. Mais attention à ne pas en faire trop, car les Durand risquent de vous prendre pour une vieille larve. Comment ça ? Vous leur avez proposé de descendre vous-même leurs poubelles tous les soirs en même temps que les vôtres ? Appelez-moi à l'occasion, j'ai trois tonnes de linge à repasser.

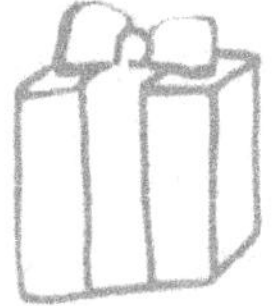

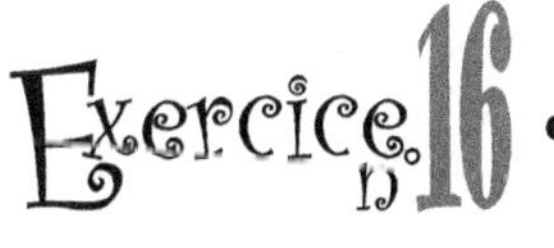

Exercice 16 • Les adeptes des scènes de ménage

Leurs éclats de voix vous ont encore réveillé au beau milieu de la nuit. Il faut dire qu'avec eux, les disputes, c'est 24 h/24, 7 j/7. Vous ne comptez plus les expressions fleuries, les bris de vaisselle et d'objets en tout genre et les claquements de porte dont vous avez été le malheureux témoin auditif depuis que vous habitez ici. Il va falloir les calmer, non ?

Enregistrez les phrases ci-après avec un(e) comparse, puis passez-les à volume maximum dès qu'il y a un moment de calme dans l'appartement d'à côté.

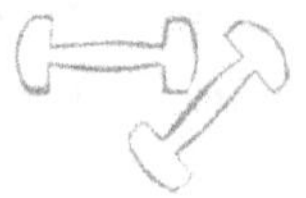

- Si j'avais su, je serais restée chez ma mère !

- Ben retournes-y rapidos, ça me fera des vacances !

- Eh, y'a pas marqué bobonne, espèce de grosse feignasse !

- Mais qui c'est qui m'a foutu une connasse pareille ?

- Tu peux pas lever ton gros cul, non ?

Débriefons

Une fois que vos voisins auront soupé de vos disputes incessantes, ils prendront sans doute conscience de la gêne qu'ils occasionnent eux aussi, surtout quand ils s'entendront proférer à peu près les mêmes phrases que ci-dessus (à la décharge de votre voisine, il semble exact que son mari ait beaucoup de mal à décoller ses fesses du canapé). Sinon, il vous reste toujours la solution ultime : briser leur couple. Mais peut-être faudra-t-il donner un peu de votre personne en séduisant la dame (et à la décharge de votre voisin, il semble exact qu'elle soit un peu casse-burnes). C'est vous qui voyez.

Exercice n° 17 • La vieille qui cuisine tout le temps

À peine sorti de votre nid douillet, vous êtes assailli par des odeurs de nourriture. Ce serait sympa si ce n'était que celles du kebab du rez-de-chaussée (quoique...). Mais votre voisine octogénaire se croit toujours au sortir de la guerre et s'est fait une spécialité des recettes à base de chou... Vos cellules olfactives en prennent un coup à chaque fois, sans compter que les effluves imprègnent vos vêtements et s'insinuent sournoisement chez vous malgré le boudin en forme de crocodile que vous calez soigneusement en bas de votre porte d'entrée. Comment retrouver dans les couloirs le bon air plein d'azote et de gaz carbonique dont vous êtes si friand ?

Appliquez les astuces de grand-mère ci-dessous.

1. Le saviez-vous ? Quand vous faites cuire du chou, une pincée de bicarbonate dans la cocotte atténue de façon surprenante les mauvaises odeurs, mais conserve le goût inimitable de cette brasicassée (pour les ignorants, il s'agit d'une famille de plantes dicotylédones, dont fait partie le chou). Louez une combinaison ornée du logo d'une entreprise de dératisation (ou dépouillez un dératiseur de ses frusques ; ce ne serait pas très gentil mais meilleur marché). Sonnez chez votre voisine et prétendez être mandaté par le syndic pour asperger un produit anti-rongeurs dans tous les appartements. Une fois dans la place, vaporisez abondamment du bicarbonate dans la cuisine, voire dans toutes les autres pièces aussi. Voilà qui devrait contenir les odeurs jusqu'à votre prochain passage l'année prochaine.

2. Si cela ne fonctionne pas, une autre astuce de grand-mère (pour peu que celle-ci ait collaboré avec l'occupant il y a une soixante-dizaine d'années) consiste tout simplement à téléphoner à la police au sujet de cette poudre blanche très suspecte qui jonche l'appartement de votre voisine. Puis guettez l'arrivée des sirènes.

Débriefons

Vous assistez le sourire aux lèvres au passage de votre voisine menottée dans la cour de l'immeuble. Bien entendu, quand un inspecteur en veste de cuir élimée viendra récolter votre témoignage au sujet de celle que les médias surnomment déjà « Mamie toxico », vous pourrez mentionner, au cas où les analyses toxicologiques ne seraient pas encore revenues du labo, que vous avez lu un article sur les effets psychotropes du bicarbonate, très appréciés dans certaines contrées d'Amérique du Sud. Ça ne mange pas de pain et cela préservera vos narines pour quelque temps encore.

Exercice n° 18 • Celui qui ne paye pas ses charges

Vous avez reçu le bilan financier de la copropriété et la dette de votre voisin a encore augmenté. Considérablement. C'est simple, il ne paye jamais ses charges. Alors, quand vous le voyez se pavaner au volant de sa nouvelle voiture, ça vous met un tout petit peu les boules. Vous avez bien essayé de lui en toucher un mot, mais il vous a répondu « Je ne vois pas pourquoi je paierai alors que certains ne le font pas, eux ! » Les bras vous en sont tombés et vous avez désormais toutes les peines du monde à jouer de l'accordéon.

Avec ce genre de personnage, inutile de vous fatiguer. Lui expliquer que si personne ne paie ses charges, l'immeuble tombera en ruines et que si personne ne paie ses impôts, fini l'école gratuite et les médicaments remboursés ne l'émouvra pas le moins du monde. Employez les grands moyens grâce à l'exercice suivant.

Comme lui, montrez-vous détestable. Faites ce qu'il faut pour susciter les récriminations suivantes de la part de votre voisin et préparez des reparties que vous proférerez avec mépris.

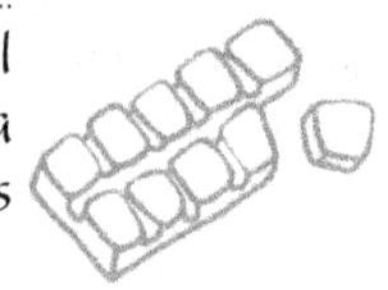

Exemples :

– Vous pourriez éviter d'organiser des soirées dansantes tous les jours ?

– Je ne vois pas pourquoi, David Guetta le fait bien, lui !

Ou bien…

– Vous pourriez éviter de laisser traîner votre porc dans les parties communes ?

- Je ne vois pas pourquoi, Georges Clooney le fait bien, lui !

Ou encore...

- Vous pourriez éviter de parler d'une voix suraiguë en mettant la moitié des mots en anglais ?

- Je ne vois pas pourquoi, Dora l'Exploratrice le fait bien, elle !

À vous !

« Vous pourriez éviter de commencer toutes vos phrases par "Moi, président de la République" ? »

____

« Vous pourriez éviter de terminer toutes vos phrases par "C'est tout... pour le moment." ? »

____

« Vous pourriez éviter d'abuser de la femme de ménage ? »

____

Débriefons

Mis face à ses contradictions, votre voisin prend enfin conscience que son comportement égoïste nuit au bien-être de ses contemporains. Souhaitant dorénavant faire preuve de générosité envers l'humanité entière, il se laisse pousser la moustache et devient un dangereux altermondialiste. Prenez garde qu'il ne vienne démonter votre cuisine Ikea s'il vous aperçoit en train de faire cuire des hamburgers ! Cela en vaut-il vraiment la peine ?

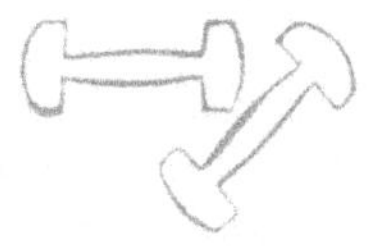

Exercice n°19 • La nymphomane

Quand vous l'avez vue pour la première fois, vous avez immédiatement été charmé. Quand vous l'avez revue, au bras d'un homme, vous avez trouvé ça dommage. Quand vous l'avez re-revue au bras d'un autre homme, auquel en a vite succédé un autre, puis encore un autre... vous avez soudainement réalisé que les cris provenant de chez elle n'émanaient pas de son yorkshire.

Oui, votre voisine a la cuisse légère. Ça explique ses œillades et son ton langoureux quand elle vous adresse la parole. Mais vous commencez à trouver cet incessant défilé masculin insupportable, d'autant que depuis que vous avez assimilé l'origine de la bande sonore, vous êtes incapable de vous concentrer sur autre chose. Comment retrouver un esprit serein ?

Profitez de la situation en respectant les consignes suivantes.

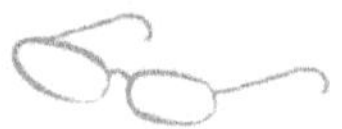

1. Foncez dans un magasin de déguisements et achetez quantité de perruques, fausses moustaches, pulls à col roulé, bref, tout ce qui pourra modifier votre apparence de façon à peu près crédible (bien qu'on puisse légitimement se demander qui peut avoir l'air crédible avec un pull à col roulé).

2. Grimez-vous d'une première façon, puis tentez de séduire votre voisine dès que vous la croiserez. Cette entreprise a, comme vous vous en doutez, de fortes chances de se voir couronnée de succès.

3. En rentrant chez vous le lendemain matin, changez radicalement d'accessoires en passant par exemple du ténébreux Italien admirateur d'Eros Ramazzotti au blond Scandinave fan d'Abba (et non pas fan d'abats, c'est nettement moins glamour).

4. Séduisez à nouveau votre voisine, puis recommencez cette sournoise manœuvre le lendemain et ainsi de suite jusqu'à ce que vos perruques soient toutes mitées.

Débriefons

Pour des raisons pratiques, vous pouvez aussi prétexter un coup de foudre et demander à votre voisine d'emménager chez vous le jour même. Ceci vous évitera des déplacements dans l'immeuble. Le point négatif, c'est que pour entretenir les illusions de votre nouvelle conjointe, il faudra vous maquiller à l'extérieur pour revenir le soir avec une allure différente de celle du matin. Le point positif, c'est que votre voisine habitant désormais chez vous, vous n'avez plus de voisine nymphomane. Elle est pas belle, la vie ?

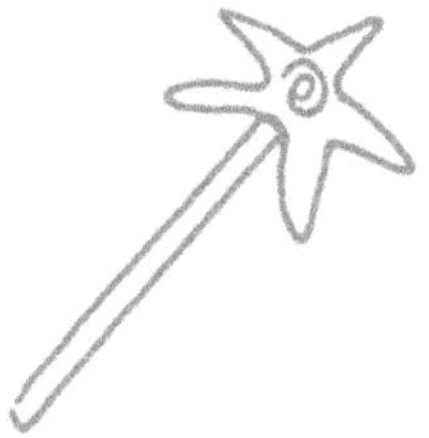

Exercice n° 20 • Le malchanceux

C'est la quatrième fois qu'il toque à votre porte cette semaine. Lundi, sa voiture ne démarrait plus et il avait besoin de cosses pour recharger sa batterie. Mardi, il fallait que vous veniez l'aider à colmater une fuite dans sa douche. Mercredi, il avait besoin de vos conseils matrimoniaux après avoir été éconduit par une blondasse alcoolique repérée au comptoir de « Chez

Roger ». Ce soir, que sera-ce ? Pour ne plus avoir à vous poser cette question, réalisez l'exercice suivant :

Rendez-vous à la station de métro la plus proche, puis laissez parler votre créativité.

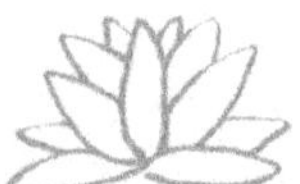

Le nombre de tuiles qui affectent votre voisin dépasse de beaucoup la moyenne. Pour être un tel poissard, il a manifestement été marabouté. Peut-être même par quelqu'un de l'immeuble si vous en croyez les entrailles de poulet découvertes dans la poubelle jaune quand vous avez fait votre séance de recyclage il y a quelques semaines (vous ne recyclez pas très souvent, dites donc...).

- Rendez-vous à la station de métro, puis repérez les personnes qui distribuent de petits tracts maronnasses ; collectez-en un maximum.

- En rentrant chez vous, faites le bilan de tous les guérisseurs dont vous possédez maintenant les contacts, puis de toutes les pathologies pouvant se soigner grâce à eux.

- Enfin, produisez vous-même à l'aide d'un traitement de texte et de votre imprimante un tract regroupant les meilleurs passages. N'oubliez pas d'inscrire votre propre numéro de téléphone.

Quelques exemples :

Le grand VOYANT-MEDIUM est enfin parmi vous

MONSIEUR BANBANAN

AUTHENTIQUE VAUDOU GUÉRISSEUR EST PARMI VOUS !

Il réussit là où les autres ont échoué, même les cas désespérés. Don héréditaire de la plus grande voyance Africaine Réussit là où les autres ont échoué avec honnêteté, efficacité, rapidité, etc... Il vous tend la main du bonheur. VOYANCE PSYCHOLOGIQUE pour la première fois en france. Son pouvoir exceptionnel vous surprendra. Car avec lui tout est possible. N'hésitez pas à me contacter, je vous dirai le passé, le présent et l'avenir. Examens dans les jeux de hasard ou commerciale et sportive etc, troubles de règles, concours, exorcisme, difficultés de famille, grâce à la conclusion des secrets de la forêt africaine et les dons héréditaires, projets retrouvés. Si votre épouse ou époux vous quitent, il ou elle reviendra à vous dans un breuf délai sans condition grâce à mes DONS SURNATURELS

SATISFACTION EN 48 H. MAXIMUM

09 26 63 54 48

voyantmedium@wanado.co.uk - BUS : Pontault-Combault Centre

UN SAGE ET UN GRAND MARABOUT
DON FAMILIAL - 25 ANS D'EXPERIENCE

MONSIEUR SASSO

AUTHENTIQUE VOYANT HORS PAIRE

Spécialiste dans le dénouement des problèmes spirituels; Si rien ne va pour vous, La Notoriété mondiale lui fait confiance pour son DON héréditaire et ses travaux occultes depuis plusieurs générations ! Pourquoi pas vous ? Dès le premier contact, il vous dit tout et répond à vos préoccupations avec précision exceptionnelle. Réussite aux concours, examens. Fidélité absolue entre époux et amis. Manque de chance. Protection contre tous les dangers. Votre mari ou votre femme vous a quitté, il ou elle courra derrière vous comme un chien derrière son maître grâce à son don surnaturel.

JE CONNAI LES PROBLEMES QUI VOUS TRACASSENT

Portable 0926635448
voyantmedium@wanado.co.uk - BUS : Pontault-Combault Centre
DONS HERITES DE PERES EN FILS

DES DONS NATURELS PRODIGIEUX
L'HONNÊTETÉ EST LA BASE DE SON TRAVAIL SÉRIEUX ET RAPIDE

GRAND PROFESSEUR M'BAKANFÉ

SÉRIEUX MARABOUT 100%

Desendant direct de fondataire de Fouta Le plus grand lieu des sciences occultes africaines. Un travail efficace sur bague pour la protection et la chance. Spécialiste dans les travaux d'amour. Retrouver la joie de vivre et rester maître de votre vie. Apportez une photo et une bougie. Sympathie, problèmes d'amour définitivement finis, affection avec les filles, ou les filles avec les garçons, protection contre les dangers, mariage et mal de dos, prosperité, vie renforcée. Amour entre deux personnes retrouvées, retour immédiat au foyer de la personne aimée.

Venez me consulter.

Portable 0926635448
voyantmedium@wanado.co.uk - BUS : Pontault-Combault Centre
MULTIPLES ET HAUTES COMPÉTENCES TOUS TRAVAUX SOUHAITÉS

Reproduits avec l'aimable autorisation des marabouts et médiums susmentionnés.

Débriefons

Quand votre voisin désespéré vous appellera, voyant en un marabout la solution à tous ses soucis, annoncez-lui d'une voix d'outre-tombe que l'environnement dans lequel il vit est très néfaste et qu'il ferait mieux de déménager dans une cabane au cœur de la forêt de Paimpont (votre voisin aime les camions de pompiers, autant lui faire plaisir une dernière fois). L'activité de votre sonnette risque de fortement diminuer. Espérez juste que ses tracas ne cesseront pas réellement une fois votre voisin devenu ermite en Bretagne, car il pourrait bien conseiller les services de son marabout favori à des amis aussi loosers que lui…

Exercice n° 21 • Les bobos

« Qui peut donc roter ainsi ? Le déjeuner n'a pas dû être léger léger... », vous dites-vous en entendant des borborygmes filtrer à travers la porte de vos voisins. Vous n'y êtes pas. Ils sont juste en train de se délecter de la dernière production de Vincent Delerm. Ensuite, ils iront sans doute promener la petite Louise au parc des Buttes-Chaumont dans une poussette à trois roues. Comment agir face à ces êtres stéréotypés ?

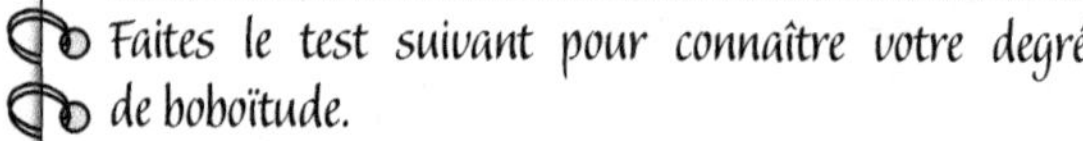

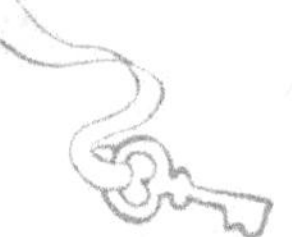

1. L'artiste qui se trouve actuellement dans votre lecteur de CD :

- Charlotte Gainsbourg ♥
- Jacques Brel ♣
- Guns n' Roses ♦

2. Ce soir, c'est resto :

- Cuisine traditionnelle ♣
- Cuisine coréenne ♥
- Pizzeria ♦

3. Et vous vous y rendrez en :

- Voiture ♦
- Métro ♣
- Vélib ♥

4. Votre cuisine est équipée :

- D'un grille-pain ♣
- De la cafetière de Georges Clooney ♥
- D'une pompe à bière ♦

5. Sur votre table basse se trouve le dernier numéro :

- Des *Inrocks* ♥
- De *Marianne* ♣
- De *Foot, le magazine des fans* ♦

Débriefons

Vous avez une majorité de ♦

Effectivement, il y a peu de chances que vous vous entendiez un jour avec vos voisins, votre mode de vie étant à la boboïtude ce que l'humour est à un spectacle de Florence Foresti : très éloigné. Rajoutez-en dans le côté bière-foot et le couple ne devrait de toute façon plus jamais vous adresser la parole.

Vous avez une majorité de ♣

Bien qu'ils vous agacent souvent, vous ne pouvez contester que vos voisins ont une conversation agréable, qu'ils sont plutôt cultivés et mieux habillés que la plupart des habitants de l'immeuble. Si les mauvais côtés l'emportent, vous vous trouverez privé de voisins somme toute relativement sympathiques. Mais si, dans un élan de magnanimité, vous décidez de leur donner une chance, prenez garde à ne pas tomber dans l'excès, par exemple en vous mettant à apprécier un album de Lou Doillon ; vous ne vous en remettriez sans doute pas.

Vous avez une majorité de ♥

Ne vous voilez pas la face, vous êtes exactement comme eux, sauf que vous n'aimez pas Vincent Delerm (rassurez-vous, c'est tout à fait excusable). Sonnez donc à leur porte pour leur offrir une bouteille de bourgogne avant de leur proposer un tour à Paris-Plage.

Exercice n° 22 • Les paranoïaques

Leur porte d'entrée blindée est dotée d'au moins cinq verrous. Comme celle de leur cave. Et de leur garage. Ils ferment leurs volets à 17 h précise toute l'année, pour que personne ne puisse deviner leurs activités domestiques. Eux, ce sont vos voisins paranoïaques. Et dire que s'ils agissaient normalement, vous n'auriez même pas remarqué cette famille insipide ! Mais là, ils vous agacent vraiment avec leurs soupçons permanents et leurs faciès angoissés. Vous brûlez de savoir quel secret ils cachent, mais aussi de les voir débarrasser le plancher. Comment faire ?

Si vous êtes bricoleur, suivez les étapes ci-après. Si vous ne l'êtes pas, suivez-les aussi quand même, c'est pas bien compliqué.

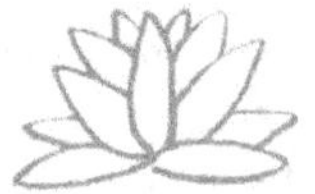

1. À l'aide d'un radar miniature ou d'une caméra thermique que vous pouvez emprunter auprès des services secrets (si, si, en demandant poliment et en rappelant que c'est vos impôts qui ont aidé à payer ce matériel, ça peut marcher), détectez l'emplacement d'un meuble imposant chez vos voisins, juste derrière un mur commun : armoire, buffet, statue grandeur nature de Mike Brant (avant sa mort car après, il était un peu tassé...). Dans notre exemple, nous retiendrons une armoire parce que... c'est comme ça.

2. Creusez le plus silencieusement possible un trou dans ce mur, qui aboutira derrière l'armoire (quoi, « ou la statue de Mike Brant » ? Non ! On a dit une armoire !). Comme vous avez vu le film *Les Évadés*, vous prendrez soin de cacher le trou de votre côté par un grand poster. Bon, de Mike Brant si vous voulez, je suis bon prince. Quand le trou est assez grand pour permettre votre passage, profitez d'un moment d'absence de vos voisins pour vous introduire chez eux en poussant l'armoire.

3. Laissez sur la table du salon un petit mot écrit en lettres capitales avec votre mauvaise main pour qu'une étude graphologique ne vous trahisse pas. Si vous êtes fan de films d'horreur de seconde zone, vous pouvez écrire « Je sais ce que vous avez fait l'été dernier. » Si vous êtes d'humeur facétieuse, un « Merde à celui qui le lira » fera parfaitement l'affaire. Vous pouvez aussi vous fendre d'un « Facteur dépêche-toi, l'amour n'attend pas ! ». Ça ne fait pas très peur, mais ça aura le mérite de faire porter les soupçons sur la préadolescente du 3e étage.

4. Rentrez chez vous en prenant bien soin de remettre l'armoire dans sa position initiale en tirant sur ses pieds à l'aide d'une corde. Raccrochez votre poster de Mike Brant.

Débriefons

Pris de panique devant votre menaçante missive, vos voisins vont assurément vider les lieux fissa pour trouver un logis mieux sécurisé. Ou mettre fin à leurs jours, hantés qu'ils sont par la culpabilité de ce qu'ils ont effectivement fait l'été dernier (mangé trop gras ? séché la messe ? regardé Le Juste Prix *? séché la messe pour regarder* Le Juste Prix *en mangeant trop gras ? en tout cas quelque chose de vraiment très très mal). Bon, maintenant il va falloir se mettre à chercher un maçon pour reboucher tout ça, non ? Parce que ce poster de Mike Brant, vous n'en pouvez plus !*

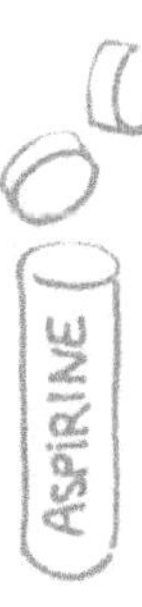

Exercice n° 23 • Les branchouilles

Vêtements serrés dont vous vous demandez comment ils arrivent à respirer dedans, improbables coiffures gelées que vous soupçonnez d'avoir abîmé la peinture fraîchement refaite des parties communes, scooter-tout-neuf-mais-qui-se-donne-beaucoup-de-mal-pour-avoir-l'air-ancien, vos voisins branchouilles n'ont pas une vie facile. Ce n'est pas qu'ils vous dérangent à proprement parler, mais vous aimeriez que ces *hipsters* prennent conscience de la vacuité du *swag* (ne vous inquiétez pas, ils comprendront).

Remplissez le questionnaire ci-dessous, puis faites-le remplir par vos voisins.

Notez trois bonnes raisons de fréquenter un bar à eau :

- -

- -

- -

Notez trois bonnes raisons de préférer les restaurants dont le mobilier bancal provient des encombrants :

- -

- -

- -

Notez trois bonnes raisons pour lesquelles il est absolument nécessaire de posséder la dernière version de l'iPhone :

\- -

\- -

\- -

Notez trois bonnes raisons d'avoir les parties génitales compressées dans un jean slim :

\- -

\- -

\- -

Débriefons

Bien entendu vous n'avez pas noté grand-chose. Et bizarrement, eux non plus. Car quel plaisir peut-on retirer à dîner sur une table qui bascule dès qu'on pose son coude dessus (même si ma grand-mère m'a toujours dit que c'était mal de poser ses coudes sur la table) ? Si avec ça ils n'ont toujours pas réalisé qu'avoir du style c'est sympa, mais que ce n'est pas une raison pour s'imposer des contraintes ridicules, c'est à n'y rien comprendre. Vous pouvez aussi leur proposer des travaux pratiques, comme enfiler un pantalon de survêt à la place de leur slim, boire de l'eau du robinet ou manger sur une surface plane et solide. Sans doute trouveront-ils ça beaucoup plus simple, même si ça ne figure dans aucun magazine lifestyle.

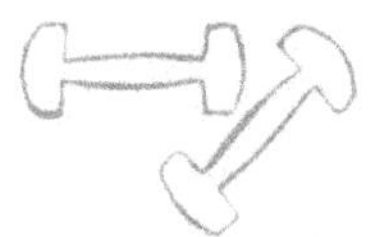

Exercice n° 24 • La star

Au début, vous avez trouvé marrant d'avoir un people pour voisin. Il était plutôt sympa, en plus. Mais depuis que vous avez compris que les émissions de variété du samedi soir n'étaient pas en direct, car votre voisin était à la fois sur votre petit écran et chez lui en train de recevoir quelques amis (l'odeur de raclette dans le couloir a persisté une semaine durant), vous lui en voulez et considérez qu'il est responsable de cette mystification. Comment ne plus jamais avoir affaire à lui ?

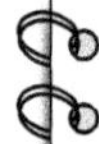

Vous vous y connaissez un minimum en réseaux sociaux ? Suivez donc les étapes ci-après.

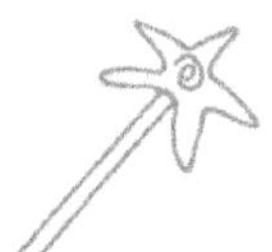

Savez-vous que 90 % des gens utilisent des mots de passe tout pourris pour accéder à leurs divers comptes sur Internet ? Rendez-vous sur Twitter, entrez le nom du compte de votre voisin et essayez les mots de passe suivants :

- Sa date de naissance (qui doit être inscrite sur la liste de la dernière assemblée générale de copropriété).
- Le nom de son animal domestique (celui qu'il hurle par la fenêtre tous les soirs pour le faire rentrer à la maison).
- Le nom de sa rue (qui doit être à peu de choses près le même que le nom de la vôtre).
- La plaque d'immatriculation de sa voiture (le gros 4×4 reluisant que viennent nettoyer toutes les semaines des demoiselles en maillot de bain).
- Son prénom (eh oui, des fois, ça marche, c'est dingue, hein ?).

Une fois connecté au compte Twitter de votre célébrissime voisin, dévoilez des choses dont on ne peut guère s'enorgueillir : abus de drogues, pratiques nécrophiles, acquisition d'un disque de Natasha St-Pier...

Débriefons

Cette technique nous est héritée de la sagesse des anciens, en particulier du sénateur romain Valerius Trierweilerum qui aimait s'épancher sur le Twitter de l'époque dans le but de faire du mal à ses ennemis. Le Twitter de l'Antiquité n'était pourtant pas très fonctionnel, les tablettes en marbre s'avérant beaucoup moins pratiques qu'un smartphone, même premier prix. Toujours est-il que voici votre voisin couvert d'opprobre, d'anathème, et de plein d'autres mots compliqués pour dire que « oh, c'est pas bien, si on avait su, il paraît qu'il fait aussi des choses dans des Sofitel, non tu crois ? ». Votre immeuble est désormais moins glamour, les laveuses de voiture ne viennent plus, mais vous pouvez au moins vous plonger dans les prime-times télévisuels sans qu'une pointe de rancœur vous étreigne. Et ça, ça n'a pas de prix.

Exercice n° 25 • Celui qui ne s'essuie jamais les pieds

Vous trouvez ça hallucinant. Qu'il pleuve, neige ou vente, votre voisin ne s'essuie jamais les pieds et laisse systématiquement moult empreintes de ses chaussures visqueuses dans le hall de l'immeuble. Pour peu que le ménage n'ait pas été fait depuis un certain temps, vous pouvez suivre son itinéraire à la trace et savoir s'il a chaussé ses baskets pour aller courir ou si quelque excrément canin a malencontreusement croisé sa route. Comment rééduquer l'outrecuidant bonhomme ?

Le paillasson marronnasse de votre immeuble n'est lui-même pas très ragoûtant. Laissez parler votre imagination en concevant quelques modèles de paillasson plus sympathiques.

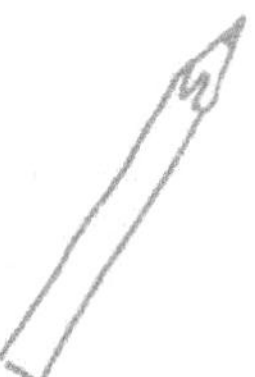

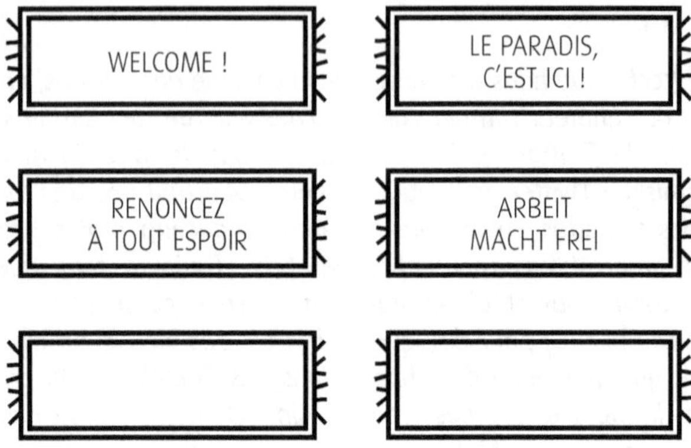

Débriefons

Soumettez vos créations à votre voisin. Si l'une d'entre elles a l'air de lui plaire, demandez au syndic de s'en inspirer pour remplacer le paillasson actuel de l'immeuble qui en a de toute façon bien besoin (la légende dit que Louis XIII y aurait essuyé ses souliers). Si vos talents pour la carpette laissent votre voisin insensible, vous pouvez toujours enduire votre vieille paire de bottes en caoutchouc de beurre de cacahuètes et lui rendre visite pour saloper son appart. Ce sera toujours ça de pris.

Exercice n° 26 • Le procédurier

Vous en avez forcément un dans votre immeuble. Si, si, celui qui écrit au syndic pour préciser que la largeur des boîtes aux lettres n'est pas conforme (du coup, le facteur est obligé de plier son exemplaire de *Psychorigide magazine* pour le faire entrer). Ou qui se désespère devant la variété des caractères utilisés pour écrire les noms sur l'interphone (il a demandé au conseil syndical de faire l'acquisition d'une Dymo, qui pourra aussi lui servir pour rédiger des lettres anonymes en bonne et due forme à des copropriétaires pas en règle). Comment calmer cet énergumène ?

Pour chacune des phrases que votre voisin a de bonnes chances de prononcer un jour devant vous, cochez ce que vous répondriez, puis référez-vous aux résultats.

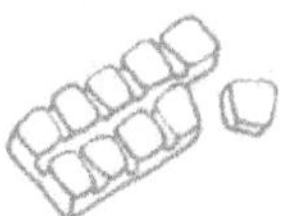

1. « Je vous ai aperçu secouer les miettes de votre nappe par la fenêtre. Cela n'est autorisé que le dimanche entre 10 h et 11 h 30. »

- Ah oui, effectivement, cela attire les pigeons. Désolé, je me conformerai dorénavant à cette judicieuse directive. ♣

- Vous n'avez pas peur que l'atmosphère devienne un peu poussiéreuse si tout le monde secoue sa nappe exactement au même moment ? ♥

- C'est tes miettes que je vais secouer ! ♦

2. « Votre voiture est très mal garée : il faut que le capot soit du côté du mur, et pas le coffre. »

- Le Code de la route indique pourtant qu'un stationnement en bataille s'effectue toujours en marche arrière. ♥

- C'est toi que je vais coller contre le mur ! ♦

- Ah oui, effectivement, le pot d'échappement crée des traces noires contre le mur si la voiture est dans le mauvais sens. Désolé, je me conformerai dorénavant à cette délectable recommandation. ♣

3. « Les pelouses sont interdites, mais j'ai vu vos enfants marcher dessus. »

- Ah oui, effectivement, il serait dommage d'abîmer ce chef-d'œuvre horticole digne de Le Nôtre. Désolé, je me conformerai dorénavant à cette astucieuse règle. ♣

- Et toi, tu veux que je te marche dessus ? ♦

- Donc si je comprends bien, les chiens ont le droit, mais pas les enfants ? ♥

4. « Vous avez installé un store vert à la fenêtre de votre cuisine ; cela rompt l'harmonie architecturale du bâtiment. »

- Et moi je vais rompre l'harmonie architecturale de ta face, si tu continues. ♦

- Ah oui, effectivement, il serait dommage de nuire à la beauté de cette façade pompidolienne du meilleur goût des années soixante-dix. Désolé, je me conformerai dorénavant à cette ingénieuse coutume. ♣

- Bah, si je le repeins en blanc et que la peinture coule, je ne pourrai plus l'ouvrir... ♥

5. « Vous n'avez le droit de garer un vélo dans le local prévu à cet effet que si vous l'utilisez régulièrement. »

- À constater votre surcharge pondérale, je me demande si vous utilisez vraiment régulièrement celui qui est suspendu juste là. ♥

- Si je fais trop de vélo, je dois me doper. Si je me dope, je deviens agressif. Et si je deviens agressif, prends garde à toi ! ♦

- Ah oui, effectivement, je vais pratiquer le cyclisme plus souvent pour remédier à ce problème et me conformer dorénavant à cette instruction d'une sagacité inouïe. ♣

Débriefons

Majorité de ♣

Vous vous laissez souvent marcher dessus comme ça ? Certes, il est souhaitable de se plier au maximum aux règles de vie commune pour que tout se passe bien entre les différents habitants de l'immeuble. Mais certaines de ces règles datent de plus de trente ans et une petite entorse peut souvent se révéler plus pratique pour tout le monde. Apprenez à dire « non », mais ce n'est pas demain la veille que vous vaincrez votre voisin procédurier.

Majorité de ♦

Vous semblez un tantinet agressif. Vous piétinez sans vergogne un règlement qui est pourtant conçu pour un meilleur vivre-ensemble et vous n'aimez pas qu'on vous le fasse remarquer. Pourquoi avez-vous acheté ce livre alors que ce sont vos voisins qui doivent avoir envie de se débarrasser de vous ?

Majorité de ♥

Vous savez mettre votre voisin face à ses contradictions. Votre jugement est suffisamment aiguisé pour faire la part des choses entre une règle contraignante et inutile, et une autre qui permet à tout le monde de cohabiter sereinement. Continuez comme ça et votre voisin se rendra lui aussi compte de la vacuité des points du règlement de copropriété qu'il défend si ardemment.

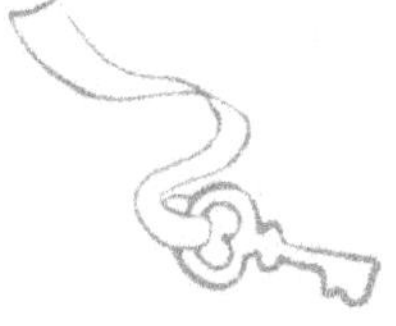

Exercice n° 27 • Le prof de philo

Un costard en velours élimé, ça vous dit quelque chose ? Et des cheveux ébouriffés ? Non plus ? Si j'ajoute que sa chemise à moitié déboutonnée dévoile son torse glabre, ça commence à venir ? Bon, dernier indice : toutes ses étudiantes sont amoureuses de lui et il doit certainement en profiter de temps à autre, le salaud. Eh oui, c'est ça ! Le prof de philo du 4e ! Avec ses grands airs, ses citations bizarres et ses concepts fumeux. Ah, ça y est, vous voulez lui faire du mal ? Voici comment.

Reliez le concept, le mythe ou la citation philosophique à son application dans la vie de l'immeuble.

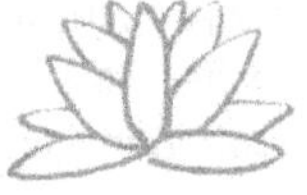

1. L'allégorie de la caverne (Platon)	**a)** Ce serait bien que quelqu'un se dévoue pour changer l'ampoule du couloir.
2. La philosophie du non (Bachelard)	**b)** La gardienne a vraiment la langue bien pendue.
3. L'éternel retour (Nietzsche)	**c)** Tiens, un courrier du syndic...
4. La théorie du langage (Spinoza)	**d)** Les caves ne seraient pas un peu humides ?
5. Le paradoxe du menteur (Eubulide)	**e)** Je suis coincé dans l'ascenseur !
6. La raison pratique (Kant)	**f)** Tiens, un compte-rendu du conseil syndical...
7. L'enfermement ontique (Heidegger)	**g)** Putain, faut encore payer les charges ?
8. La volonté générale (Rousseau)	**h)** Vous pouvez faire un peu moins de bruit ?

Débriefons

Réponses : 1-d ; 2-h ; 3-g ; 4-b ; 5-c ; 6-a ; 7-e ; 8-f.

Comme vous pouvez le constater, la philosophie est extrêmement simple quand on rapporte ses concepts à la vie quotidienne. Votre voisin n'a donc aucune raison de se la raconter autant. Profitez d'une nuit où les couloirs sont déserts pour écrire quelques graffitis bien sentis sur les murs de la cage d'escalier, comme « Dieu est mort ! », « Connais-toi toi-même ! » ou « La raison gouverne le monde ! ».

Personne ne pensera à vous accuser car tout le monde vous considère comme un personnage absolument inculte, surtout depuis que vous avez confessé avoir toujours cru que Picasso était une voiture de chez Citroën (ce n'est pas faux en soi, mais bon, c'est la honte quand même...).

Accusé de dégradations par graffitis pas rigolos, votre voisin philosophe sera exproprié manu militari. *Obligé de louer un sordide deux-pièces près de la gare en lieu et place du somptueux appartement qu'il avait acquis dans votre immeuble, il tente désormais de sécher ses larmes en faisant sienne la citation de Pierre-Joseph Proudhon (ou de Didier Wampas ?) : « La propriété, c'est le vol. »*

Exercice n° 28 • Celui qui passe des heures dans sa cave

Les caves de votre immeuble ne sont pas ragoûtantes. L'odeur de mort-aux-rats qui y règne vous incite même à fréquenter cet endroit avec une grande parcimonie. En fait, vous ne vous y rendez que quand un meuble vous encombre et que vous ne voulez pas vous en débarrasser. C'est rare. Surtout depuis que les huissiers sont passés suite à un redressement fiscal qui a mal tourné. Mais revenons à nos moutons. Ou à nos rats. Car vous avez un voisin que cette atmosphère morbide paraît combler. La porte qui donne sur les caves reste fréquemment ouverte et vous le voyez aller et venir, restant parfois dans les bas-fonds des heures d'affilée. Ce n'est pas que ça vous gêne, mais ça cache forcément quelque chose, non ?

Listez ci-dessous toutes les bonnes raisons que quelqu'un peut avoir pour rester dans sa cave plus d'une heure.

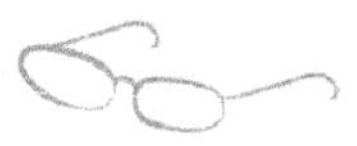

Exemple :

Il dissout dans de l'acide des cadavres de SDF savamment mutilés.

Il passe du temps avec sa seconde famille qu'il a créée en kidnappant la petite Macha lorsqu'elle avait 13 ans et à qui il a assuré une belle descendance.

Débriefons

Les faits sont là et ils parlent d'eux-mêmes : quiconque reste plus d'une heure dans sa cave se livre obligatoirement à des activités de dangereux psychopathe. Ah bon, vous avez répondu « Pour ranger un peu, parce que c'est vraiment le boxon. » ? Mais savez-vous que la grande majorité des serial killers sont des gens très ordonnés ? Votre argument ne tient pas. La meilleure chose à faire est donc de fermer la porte de la cave à clé de l'extérieur quand votre voisin s'y trouve et de le laisser moisir là. Personne ne le regrettera.

Exercice n° 29 • La vieille gâteuse

« Alors, comment va la petite ? » (Vous n'avez pas de petite.) « Ah, j'ai aperçu votre épouse, hier. » (Vous n'avez pas d'épouse.) « Elle marche bien, votre nouvelle mobylette ? » (Vous avez effectivement une nouvelle monture, mais c'est une Ducati, quand même !) À chaque fois qu'elle vous pose une question, elle est à côté de la plaque. Vous voyez à peu près avec qui elle vous confond et il s'agit de plusieurs personne à la fois, un peu comme si vous étiez une entité mêlant tous vos voisins en un seul être, certes charmant mais pas aussi inoubliable que vous aimeriez le croire dans vos accès de narcissisme. Comment faire pour qu'enfin, elle vous apprécie à votre juste valeur (parce que c'est quand même un peu vexant...) ?

Suivez les étapes ci-après.

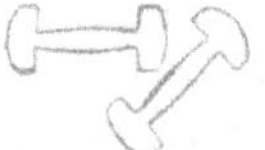

1. Investissez sur l'avenir en achetant un « Qui est-ce ? » (le vrai, pas la version pour jouer dans la voiture ou la spéciale *Star Wars*, même si vous êtes fan).

2. Analysez le physique de chacun des personnages et trouvez celui qui vous ressemble le plus (en essayant de faire preuve d'une certaine ouverture d'esprit, car certains ne sont pas gâtés par la nature, surtout Max).

3. Photocopiez et découpez 50 fois la carte que vous avez identifiée.

4. Proposez à votre voisine de jouer à vos moments perdus et faites en sorte qu'elle tire toujours la carte qui vous représente (avec 50 exemplaires de ladite carte, il ne faut pas des talents de prestidigitateur extrêmement développés pour y arriver).

5. Amusez-vous avec votre nouvelle amie grabataire.

Débriefons

À force de voir votre tête en vrai et sur la carte, votre voisine devrait commencer à vous reconnaître. Si ce n'est pas le cas, aidez-la en lui demandant : « Porte-t-il un chapeau ? » ou « A-t-il une moustache ? » quand vous la croisez. Cela devrait réveiller ses souvenirs. Si rien n'y fait, il faudra sortir les grands moyens en vous affublant d'un signe distinctif marquant. Pourquoi pas un beau tatouage maori sur le visage ? Voilà qui frappera les esprits et fera de vous la coqueluche du prochain rassemblement de l'OSKMP (l'Organisation des Serial Killers à Mine Patibulaire). Mais le jeu en vaut-il vraiment la chandelle ?

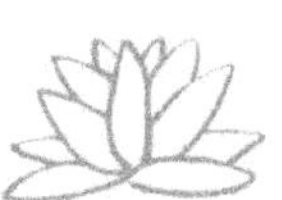

Exercice n° 30 • La pétasse

Impossible de la manquer. Déjà, vous la sentez arriver de très loin avec le capiteux parfum bon marché dont elle s'asperge généreusement. Ensuite, les imprimés de ses vêtements provoquent généralement une conjonctivite carabinée à ceux qui posent leurs yeux dessus ; et pourtant, elle ne porte pas une quantité de tissu très importante. Elle, c'est la pétasse de l'immeuble. Comment la déjouer ?

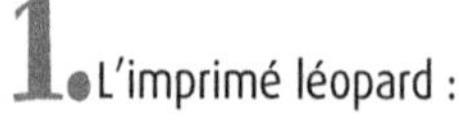

Répondez au questionnaire suivant puis référez-vous aux résultats.

1. L'imprimé léopard :

a) Permet d'éviter le meurtre de vrais animaux.

b) Permet d'être visible la nuit sur le bord de la route quand on tombe en panne.

c) Ça fait pute.

2. Les chaussures compensées :

a) Font la joie de Mimie Mathy.

b) Permettent d'accéder plus facilement aux boîtes de Chipster chez Monoprix.

c) Ça fait pute.

3. Ne rien porter par-dessus un legging :

a) Augmente le risque d'attraper un gros rhume.

b) Par-dessus un quoi ?

c) Ça fait pute.

4. L'ombre à paupières bleue et le rouge à lèvres fuchsia :

a) Donnent un cachet certain à un visage.

b) Permettent de régler la balance des couleurs sur son appareil photo numérique.

c) Ça fait pute.

Débriefons

Majorité de a

Vous êtes trop compréhensif ! Du coup, on se demande en quoi cette voisine peut bien vous gêner.

Majorité de b

Vous êtes trop ironique. Allez, avouez ! Si elle n'était plus là, elle vous manquerait !

Majorité de c

Vous êtes réaliste. En effet, ça ne peut être qu'une pute. Dénoncez-la à la brigade des mœurs, et qu'on en finisse !

Exercice n° 31 • La maîtresse de votre enfant

Cela arrive plus souvent qu'on le croit. Enfin... les statistiques sur le sujet restent assez pauvres. Mais les faits sont là : vous habitez dans le même immeuble que la maîtresse de votre fils. Et vous voulez vous faire bien voir, mais sans passer pour un fayot. Que d'efforts cela représente ! Vous avez même préparé avec votre fils Enzo (oui, vous lui avez choisi un prénom très original) de véritables sketches de questions/réponses super intelligents que vous jouez à chaque fois que vous la croisez, genre « Au fait, Enzo, peux-tu me rappeler la masse volumique du béryllium ? » « Bien sûr, celle-ci est de 1 848 kg/m^3. » « Oh, ça a l'air lourd, dis donc... » Effectivement, c'est lourd. Comment alléger cette situation ?

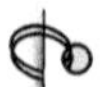 *Suivez les règles ci-dessous.*

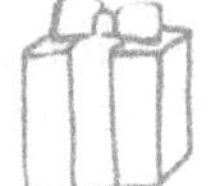

Tout d'abord, ne tombez pas dans l'excès inverse du fayotage, à savoir le mépris ; les enseignants sont très susceptibles et mieux vaut que les réflexions suivantes ne franchissent pas vos lèvres, sous peine de représailles envers Enzo, qui a déjà assez à faire avec son prénom :

– « Vous êtes *encore* en vacances ? »

– « Vous avez l'air fatiguée ; pourtant c'est pas pour ce que vous faites pendant la journée. »

– « Pourquoi avez-vous mis un 8 à Enzo ? Sa rédaction était très bien, c'est moi qui l'ai écrite ! »

Un autre excès consisterait à vous improviser instituteur vengeur. Par exemple en forçant votre voisine à porter un bonnet d'âne quand elle a mal refermé la porte du local à poubelles. Déjà, rien ne dit qu'elle acceptera de participer à vos pitreries. Ensuite, un bonnet d'âne, c'est super galère à fabriquer.

Une solution originale et charmante peut être envisagée en créant d'amusants bons points adaptés à chaque situation, qu'Enzo se précipitera pour offrir à sa maîtresse quand il la croisera au détour des couloirs de l'immeuble.

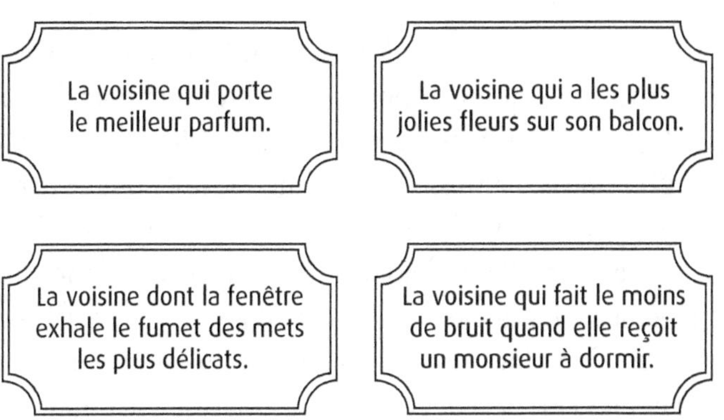

Débriefons

Normalement, quand la maîtresse du petit aura reçu le dernier bon point, elle n'aura plus qu'une envie : déménager de cet immeuble de pervers, voire quitter la ville et la région, Enzo étant connu dans le quartier pour colporter tout ce qu'il entend. Reste à prier pour que sa remplaçante ne loue pas l'appartement vacant.

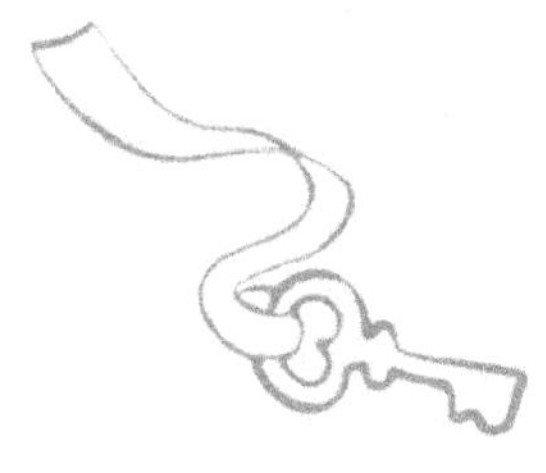

Exercice n° 32 • La maîtresse de votre mari

Cela arrive plus souvent qu'on le croit. Certes, les statistiques sur le sujet ne sont guère plus abondantes que pour l'exercice précédent mais les faits sont là : vous habitez dans le même immeuble que la maîtresse de votre mari. C'est pour cette raison que Christophe (oui, il y en avait 23 par classe en 1985) passe une heure chez elle à chaque fois qu'il lui emprunte du sel (étrangement, les salières disparaissent à une vitesse saisissante chez vous). Une fois, il y a même passé une nuit entière, sous prétexte de l'aider à « déboucher un conduit ». Comment attirer les bonnes grâces de la gourgandine pour qu'elle se prenne de sympathie pour vous et renonce à briser votre couple ?

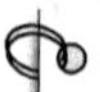 *Suivez les règles ci-dessous.*

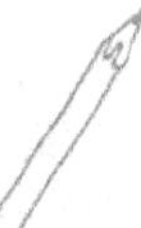

Tout d'abord, ne tombez pas dans l'excès inverse du fayotage, à savoir le mépris ; les femmes de petite vertu sont très susceptibles et mieux vaut que les réflexions suivantes ne franchissent pas vos lèvres, sous peine de représailles envers Christophe, qui a déjà assez à faire avec son prénom, et aussi avec ses grandes oreilles mais c'est là un autre sujet (et la raison pour laquelle vous le surnommez « mon lapin ») :

- « Tu vas nous lâcher la grappe, grosse salope ? »
- « Tu vas laisser mon mari tranquille, sale traînée ? »
- « Quand donc permettras-tu à la paix de revenir dans notre foyer, Marie couche-toi-là ? »

Un autre excès consisterait à vous improviser femme outragée vengeresse. Par exemple en forçant votre voisine à se tondre le crâne quand elle a mal refermé la porte du local à vélos. Déjà, rien ne dit qu'elle acceptera de participer à vos pitreries. Ensuite, votre mari n'est pas allemand, si je ne m'abuse ?

Une solution originale peut être envisagée en créant d'amusants bons points adaptés à chaque situation, que Christophe se précipitera pour offrir à sa maîtresse quand il la croisera au coin du hall de l'immeuble.

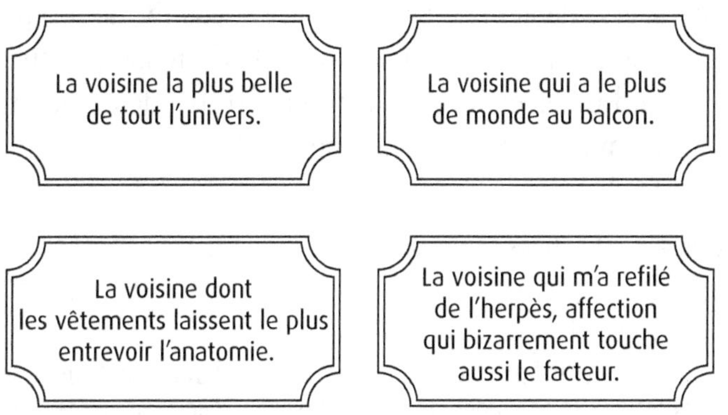

Débriefons

Normalement, quand la maîtresse de votre mari aura reçu le dernier bon point, elle n'aura plus qu'une envie : déménager de cet immeuble de coincés, voire quitter la ville et la région, Christophe étant connu dans le quartier pour colporter toute les maladies qu'il attrape (bien qu'il se fût cantonné jusqu'ici aux rhumes et à la grippe H5N1). Reste à prier pour que la prochaine habitante soit un habitant. Quoique, connaissant Christophe…

Exercice n° 33 • Le gros libidineux

Tout l'immeuble craint de le croiser, surtout dans l'ascenseur. Son corps adipeux est surmonté d'un visage olivâtre et luisant, culminant par une calvitie qu'il essaye de masquer à grand-peine. Mais ce qui gêne vraiment tout le monde, ce sont ses réflexions déplacées. Dès qu'un habitant porte un pantalon serré, un haut moulant ou une jupe au-dessus du genou (ce dernier exemple ne s'appliquant qu'aux femmes, sauf si vous avez des voisins écossais), il exprime le désir que cela provoque en lui. Pas seulement verbalement. L'entrejambe de son pantalon gonfle aussi ostensiblement, vous l'avez remarqué une fois par hasard (mais était-ce bien un hasard, bande de dévergondés ?). Comment traiter ce cas épineux ?

Appliquez les étapes ci-dessous.

1. Réunissez les habitants de l'immeuble disposant d'enfants. Vous les reconnaîtrez aux cernes prononcés sous leurs yeux rougis, aux taches diverses et variées maculant leurs vêtements et à leurs cris hystériques. (N'en profitez pas pour aller embêter votre voisin junkie dont la mafia japonaise a coupé les bras en représailles d'une dette un peu trop importante ; cette description lui correspond bien mais il n'a rien à voir là-dedans).

2. Demandez-leur de vous fournir des photos de leur progéniture, si possible prises avec un zoom dans le style iconographique dont sont friands les magazines people que vous ne lisez bien sûr que dans la salle d'attente du dentiste (on vous croit vachement, vu que vous n'allez vous faire détartrer qu'une fois tous les deux ans et que vous êtes parfaitement au courant de tous les faits et gestes du moindre candidat de *Secret Story*... Mais bon, passons).

3. Glissez ces photos sous la porte du satyre.

4. Téléphonez aux forces de l'ordre pour dénoncer les agissements honteux auxquels se livre l'odieux personnage. Il est toutefois conseillé de ne pas donner votre nom et d'appeler en numéro masqué, tel Rey Mysterio (si vous ne savez pas qui c'est, demandez à votre neveu de 10 ans qui vous donnera la réponse d'un air condescendant).

Débriefons

Grâce à cet exercice, vous et vos voisins ne serez plus obligés de porter des burqas pour éviter les remarques salaces de cet obsédé. Il est désormais sous les verrous pour un bon bout de temps, les divers témoignages recueillis s'étant tous révélés concordants et la preuve étant indiscutable.

Si vous trouvez cette solution trop extrême, demandez au voisin junkie mentionné plus tôt de vous donner un coup de main (bien que ce ne soit plus très évident pour lui) en vous communiquant les coordonnées de ses amis yakusas. Ils sauront régler le problème de leur côté sans trop entacher votre conscience. Que d'options s'offrent finalement à vous !

Exercice n° 34 • Celui qui veut que vos enfants respectifs soient super amis

Qu'est-ce qu'ils peuvent être collants ! À la moindre occasion, ils vous sautent sur le paletot en s'écriant que vos enfants sont trop mignons et qu'il faudrait absolument organiser des activités communes aussi capitales que des goûters, des soirées pyjama, voire une excursion à Disneyland Paris. D'une, vous n'avez pas du tout envie de les fréquenter. Il faut vous dire, monsieur, que chez ces gens-là, on lit *Le Figaro*, monsieur... On lit *Le Figaro*... Et de deux, s'ils avaient un tant soit peu de jugement, ils s'apercevraient que vos enfants ne sont pas si mignons que ça (et que les leurs sont très laids, mais ça c'est leur problème). Vous allez le leur prouver.

Acceptez enfin une de leurs invitations et listez ci-dessous quelques activités que vos progénitures pourront effectuer une fois dans la place.

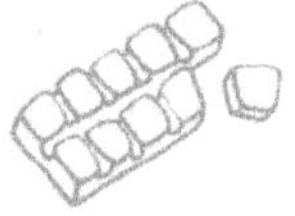

Exemples :

Paintball

Reconstitution du main event *de* Wrestlemania XXVII

Concours d'imitations d'un porc qu'on égorge

Débriefons

Eh oui, il ne fallait pas chercher midi à quatorze heures. Vous savez bien que vos enfants sont insupportables et que si vous leur permettez de se lâcher, une dévitalisation chez un dentiste radié de l'Ordre paraît un bien agréable moment à côté de ce qu'ils font vivre aux personnes situées dans un rayon de 200 m. Désormais, vos voisins ne vous regardent plus de la même façon. Et ils se sont mis à lire Psychologies, *voyez dans quel état vous les avez mis pour qu'ils en arrivent à cette extrémité ! Vous n'avez donc pas de cœur ?*

Exercice n° 35 • L'homme de main

Il porte un costume noir, une chemise blanche et une oreillette discrète. Le fantôme de Jean-Luc Delarue ? Non, votre voisin du dessus, qui est homme de main. Et pas dans le service d'ordre de la présidence de la République. Plutôt chez Titi le Gueudin, le célèbre trafiquant d'organes dont le repaire se trouve à deux pas de chez vous. Alors, comment évincer une telle montagne de muscles sans voir placer un contrat sur votre tête ?

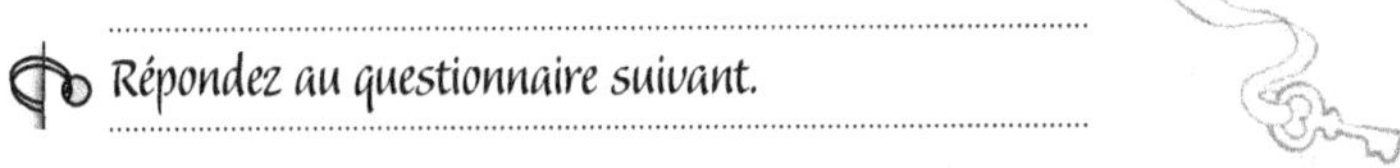

Répondez au questionnaire suivant.

1. Comment se débarrasser à coup sûr d'un corps ?

a) En l'envoyant en poste restante à Tombouctou.

b) En le plaçant dans un fût métallique percé de trous d'une dizaine de centimètres de diamètre, puis en jetant le tout à l'eau.

c) En le conservant dans une glacière estampillée Picard.

2. À quoi faut-il être vigilant quand on fait disparaître le cadavre d'une personne âgée ?

a) À le débarrasser de ses prothèses auditives qui, comme les empreintes digitales, sont uniques.

b) À résilier son abonnement à *Pèlerin magazine* dont le service client trouverait suspecte l'absence de réponse à ses courriers de relance.

c) À le lester de quatre fois son poids car ses os sont poreux.

3. Quels sont les versets de la Bible que Samuel L. Jackson préfère ?

a) Ezechiel 25:17

b) Marignan 15:15

c) Delphine 1, Ivan 0

4. Complétez cette citation de Chuck Norris : « Je mets les pieds où je veux... :

a) ... mais je me les essuie auparavant sur le paillasson prévu à cet effet. »

b) ... non mais, c'est celui qui dit qui y est. »

c) ... et c'est souvent dans la gueule. »

5. Qu'affectionne tout particulièrement Gary Oldman ?

a) Ces petits moments de calme avant la tempête.

b) Les macarons Ladurée.

c) Manger ses crottes de nez.

Débriefons

*Réponses : 1-b (*Confessions d'un tueur à gages, *Philip Carlo & Richard Kuklinski), 2-c (*C'est arrivé près de chez vous, *Rémy Belvaux, André Bonzel et Benoît Poelvoorde), 3-a (*Pulp Fiction, *Quentin Tarantino), 4-c (*Portés disparus 3, *Aaron Norris), 5-a (*Léon, *Luc Besson).*

Vous n'avez que des bonnes réponses

Vous semblez maîtriser les ficelles du métier d'homme de main aussi bien que votre voisin. Utilisez vos abyssales connaissances pour enfin passer aux travaux pratiques et l'éliminer.

Vous avez entre 2 et 4 bonnes réponses

On sent que vous auriez aimé être homme de main, mais que malheureusement, cette profession ne figurait pas parmi les suggestions de la conseillère d'orientation quand vous étiez en 3ᵉ. C'est l'occasion de tenter une reconversion professionnelle. Demandez à votre voisin si vous pouvez faire des stages à ses côtés, histoire qu'il vous explique ses techniques et ses astuces éprouvées par des années de terrain. Une fois acquis un niveau suffisant, vous pourrez l'éliminer.

Vous avez moins de deux bonnes réponses

Il est très possible que votre voisin vous prenne pour un gros blaireau, ce que vous êtes fort probablement. Prenez garde qu'il ne lui prenne pas l'idée de transformer son appartement en duplex ; vous pourriez en faire les frais…

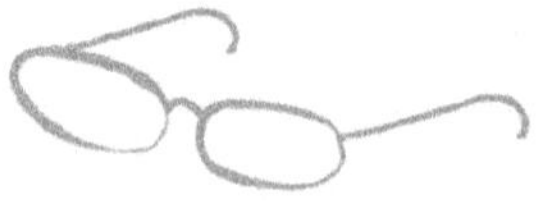

Exercice n° 36 • Les gothiques

Vous les entendez arriver de loin, avec les clous et les chaînes qui parsèment leurs vêtements de cuir. Ils n'ont pas la mine très avenante avec leur teint blême et leurs cheveux noirs de jais. Et vous entendez souvent des hurlements s'échapper de leur appartement sans vraiment savoir s'ils les poussent eux-mêmes, s'ils proviennent de films ou de ritournelles qu'ils apprécient, ou s'il s'agit de futures victimes enchaînées à un mur dans l'attente d'un sacrifice sataniste. Comme disent les notaires facétieux, il va falloir tirer les choses au clair. Puis agir en conséquence.

Êtes-vous suffisamment au fait des us et coutumes en vigueur chez ces voisins ? Reliez les colonnes du tableau suivant. Attention, il y a un intrus.

1. Le corbeau	**a)** Est un splendide motif de tatouage
2. Le rat	**b)** Est un affectueux animal de compagnie
3. L'araignée	**c)** Est un lieu de villégiature parfaitement digne d'intérêt
4. Le cimetière	**d)** Est du meilleur effet une fois crucifié sur la porte d'une église
5. Le petit lapin	**e)** Berce nos oreilles d'une douce complainte
6. Les catacombes	**f)** Sont un lieu propice aux fêtes les plus débridées
7. Le Hellfest	

Débriefons

Réponses : 1-d ; 2-b ; 3-a ; 4-c ; 6-f ; 7-e. Intrus : Le petit lapin (oui, c'était très dur !)

Même si vous avez eu tout bon, vous constatez forcément que les valeurs du gothique de base sont bien éloignées des vôtres. Si éloignées que vous avez toutes les peines du monde à les comprendre. Installez donc une grosse bobine de fil de cuivre branchée à un puissant générateur derrière le mur qui vous sépare de vos sinistres voisins. Vous obtiendrez un gros électro-aimant. Avec tous les clous, piercings, boucles et chaînes qui bardent les vêtements préférés de ces adeptes de Belzébuth (dont on se demande comment ils font pour franchir les portiques dans les aéroports), ils resteront collés au mur un bon bout de temps. Vous êtes vraiment diabolique.

Exercice n° 37 • Le bricoleur

Cinq ans que ça dure ! Quelle que soit la saison, les coups de marteau résonnent. Ou la perceuse. Ou la scie. Sauteuse. Égoïne. Circulaire. Ça vous crispe. Et ce n'est pas comme si votre voisin forait d'un coup tous les trous dont il a besoin. Non. Il en creuse un, attaque l'autre quelques minutes après, et attend un quart d'heure avant d'en perforer deux d'un coup. Et ainsi de suite, sans logique aucune. En plus, il commence systématiquement 10 minutes après le début de la sieste de vos enfants. Du coup, vous avez privé les gamins de sommeil, pour voir si les travaux cesseraient eux aussi. Peine perdue ! Les bambins sont surexcités et les cognements, grincements et stridulations persistent. Vous vous demandez surtout comment on peut faire autant de travaux dans un 50 m^2 qui était plutôt pas mal quand le précédent propriétaire y habitait.

Suivez dans l'ordre les étapes ci-après.

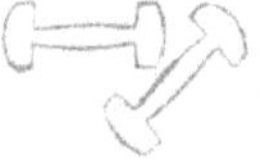

1. Inscrivez à son insu votre voisin à une émission présentée par Valérie Damidot.

2. Organisez la venue de l'équipe pendant que votre voisin sera en vacances.

3. Avant son départ, prenez soin de récupérer les clés de votre voisin en lui proposant d'arroser ses plantes durant le congé susmentionné.

4. Une fois les ouvriers sur place, laissez faire le carnage.

Débriefons

Peu convaincu par le design de son nouveau logis et ayant perdu sa raison de vivre (le moindre bout de papier peint ayant été marouflé jusqu'à ce que mort s'ensuive), votre voisin déménage pour retaper une grange en Ardèche, revendant à prix d'or son appartement refait à neuf à un jeune couple aux goûts douteux.

Si toutefois il décide de vivre au milieu de bandes violettes, de stickers géants et de crédences de cuisine en aluminium, faites-lui simplement prendre conscience que pour y passer cinq ans sans toucher le bout, il fallait vraiment être nul en bricolage. Déprimé, il couvrira son corps nu d'enduit de lissage avant de se promener hagard dans les rues paniquées. N'ayez aucun remord, il ne savait sans doute pas prononcer correctement le mot « dégauchisseuse ».

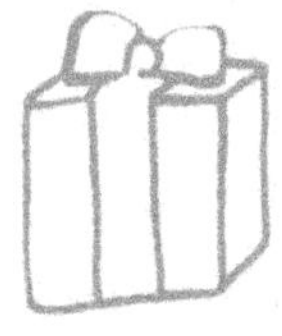

Exercice n° 38 • Les altermondialistes

Il a une moustache, elle a les cheveux filasse. Il arbore un t-shirt du Che, elle, des robes en patchwork de bambou. Tous deux sont chaussés de sandales en cuir tressé. Une odeur de haschich se répand dans le couloir dès qu'ils entrouvrent leur porte (enfin... vous n'en savez rien, c'est un pote qui vous l'a dit, bien sûr...). Et surtout, ils veulent remplacer votre bonne vieille chaudière au fuel par une pompe à chaleur et des pulls en laine de chèvre. Comment éviter ce drame ?

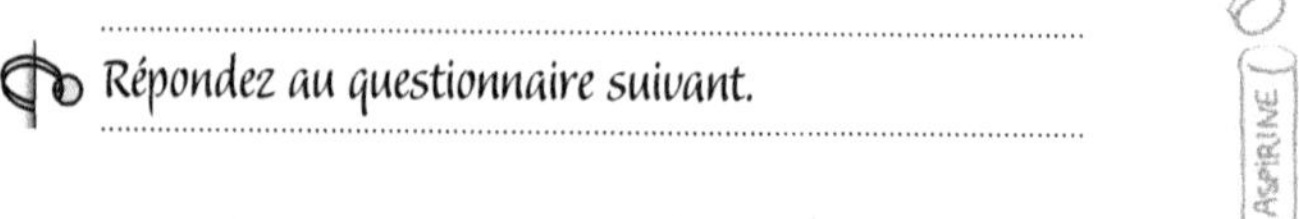

1. Il est sage d'utiliser les transports en commun car :

a) On peut attraper toutes les maladies véhiculées par les autres usagers.

b) Une analyse du sol d'une rame de métro a révélé la présence en grande quantité de crottes et d'urine de rats.

c) Il est très agréable de humer l'odeur des aisselles de gens à l'hygiène douteuse le matin en se rendant au travail.

d) C'est bon pour la planète.

2. Il faut consommer des produits bio car :

a) Ils sont plus chers que les autres.

b) Ils sentent moins bon que les autres.

c) Ils ont des formes plus bizarres que les autres.

d) C'est bon pour la planète.

3. Il faut économiser les ressources naturelles car :

a) C'est si agréable de se déplacer en calèche.

b) C'est si agréable de s'éclairer à la bougie.

c) C'est si agréable de ne pas se laver.

d) C'est bon pour la planète.

4. Il ne faut pas faire travailler les enfants de moins de 6 ans car :

a) C'est de la concurrence déloyale sur le marché de l'emploi chinois.

b) Au moins, ceux de 7 ans ont atteint l'âge de raison.

c) Ils mettent des miettes de Miel Pops partout.

d) C'est bon pour l'humanité.

Débriefons

*Si vous avez répondu **d** partout, vous avez trouvé de nouveaux amis ; allez donc vous enchaîner aux grilles d'un sommet du G8 et laissez tranquille les honnêtes gens. Si vous n'avez su où donner de la tête (à part les réponses **d** bien entendu), on comprend que vous soyez dépassé par les événements. Un coup de téléphone anonyme à la brigade des stups ne serait-il pas de bon aloi ?*

Exercice n° 39 • Le marathonien

Vous ne comprenez rien quand il vous annonce qu'il a travaillé sa VO_2 max en faisant du *fartlek* dans ses *barefoot*. Normal. Qui plus est, il sent rarement la rose quand vous le croisez. Cela dit, vous pouvez l'éviter facilement car vous le voyez arriver de loin avec ses vêtements fluo. D'ailleurs, vous devez bien avouer que vous ne le croisez pas souvent : il sort s'entraîner à 5 h 00, part au boulot à 8 h 00, rentre à 19 h 00 et ressort s'entraîner à 20 h 00. Mais ce qui vous horripile vraiment, c'est qu'il s'entraîne pour un marathon. Or un marathon mesure 42,195 km. Et vous, vous n'aimez que les chiffres ronds (vous n'auriez pas un peu des TOC, dites-moi ?). À l'attaque !

Classez ces épreuves classiques de course à pied de la plus courte à la plus longue.

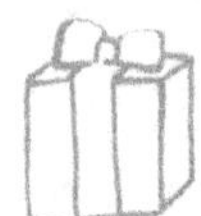

1. Le semi-marathon de Boulogne

2. Le 10 km de *L'Équipe*

3. La 6000 D

4. Le marathon de Boston

5. Le Sultan Marathon des Sables

6. Les 100 km de Millau

7. L'Ultra-Trail du Mont-Blanc

Débriefons

Réponses : 2 (10 km), 1 (21,095 km), 4 (42,195 km), 3 (60 km), 6 (100 km), 7 (168 km), 5 (250 km).

Maintenant que vous avez une petite idée des distances qu'un marathonien entraîné peut parcourir, sélectionnez quelques courses très longues, que l'on reconnaît à leur nom qui fait peur (La Diagonale des fous, la Death Race, le Jungle Marathon...). Concoctez pour votre voisin un joli programme, faites-le prendre tous ses RTT d'un seul coup, et ciao ! Même s'il survit à ce traitement, vous ne devriez pas le revoir avant un certain temps. Et peut-être décidera-t-il à son retour de ne plus courir que des 10 km. Ah, un chiffre rond. Vous vous sentez mieux.

Exercice n° 40 • Les aristos sur le retour

Ce sont les coincés de l'immeuble. On sent bien qu'ils sont en décalage total avec les graffitis du hall, le kebab d'en face et les mégères en bigoudis qui passent leur temps aux fenêtres. Ils ont manifestement grandi dans l'opulence et les bonnes manières, mais crise, chômage, faillite de Lehman Brothers et investissements chez Bernard Madoff ont eu raison de leurs rentes. Et vous voilà voisins ! Comment agir efficacement ?

Quand vous croisez vos aristocrates de voisins, entraînez-vous à utiliser des expressions sous-entendant une menace révolutionnaire.

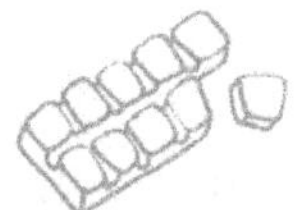

- Faites semblant d'avoir oublié vos clés : « Décidément, je perds la tête ! »
- Affirmez que le facteur est déjà passé : « J'en mettrais ma tête à couper ! »
- Ne mettez pas de sous-vêtements : « Attention, je suis un sans-culotte ! »

– Quand vous êtes pris d'une quinte de toux et que vos voisins vous demandent si ça va aller, répondez : « Ah, ça ira ! »

– Soyez surpris par le montant des charges ce trimestre : « Les bras m'en tombent ! » (Oh mon dieu, mais cet exemple n'a rien à voir !)

Débriefons

Bien entendu, vous pouvez aussi utiliser une solution moins gentille, mais qui a le mérite d'être plus radicale, en creusant un trou dans un mur, en convainquant vos voisins d'y passer la tête pour jeter un œil et en les faisant décapiter par un complice situé de l'autre côté. Mais cette solution est un peu extrême et non dénuée de risques si vous vous faites prendre. Rappelez-vous que vous êtes déjà en liberté conditionnelle et qu'on ne plaisante pas avec ces choses-là.

Exercice n° 41 • Celle qui intoxique tout le monde avec ses plantes

Chez elle, c'est Truffaut. Non, son intérieur ne fait pas particulièrement Nouvelle Vague. Il est rempli de fleurs et de plantes en tous genres du sol au plafond. Bien sûr, ça déborde au balcon et pour entretenir tous ces végétaux, elle balance quotidiennement trois tonnes d'un engrais qui ferait passer du gaz sarin pour une douce fragrance de chez Dior (ou Cartier, ou Guerlain, ou Givenchy, choisissez ce que vous voulez, ce livre est parfaitement interactif). Comment lui prouver que l'herbe est plus verte ailleurs ?

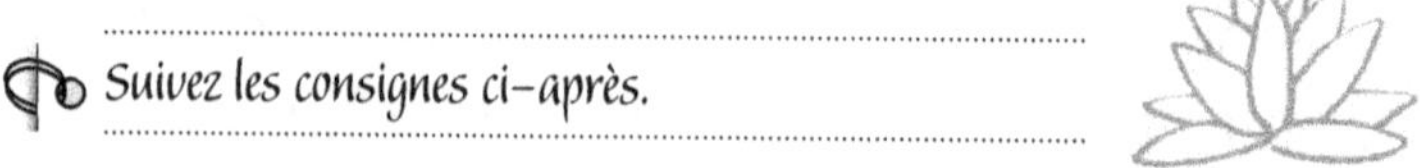

1. Proposez à votre voisine un engrais miracle produit en infimes quantités par les Indiens d'Amazonie et qui fonctionne si bien que c'est pour ça que la forêt amazonienne est si luxuriante aux endroits que les multinationales n'ont pas encore défrichés pour cultiver du soja et de l'huile de palme.

2. Vous allez me dire : « Ah ouais, en fait d'engrais, on prend de l'acide chlorhydrique et ça va faire crever toutes ses plantes pourries, à la vieille ! » Pas du tout et laissez-moi vous dire que cette pensée abjecte ne vous honore pas. Non, en fait d'engrais, nous allons utiliser... de l'eau. En revanche, il va falloir acheter de belles plantes exotiques pour remplacer discrètement les géraniums et autres azalées présents sur le balcon voisin pendant la nuit.

3. Le lendemain, quelle n'est pas la surprise de votre voisine devant ces plantes grasses aux fleurs chatoyantes !

Débriefons

Évidemment, vous allez me dire : « Bah alors, comment on s'en débarrasse, au final, de cette voisine ? » J'y viens. (Et sans déc, arrêtez de me dire des trucs, ça devient lourd…)

Votre voisine est donc très enthousiaste, mais ne comprend pas pourquoi votre engrais miracle ne fonctionne que sur son balcon. Elle se rend donc chez Truffaut (pas pour tourner un film chiant, vous savez bien qu'il est mort !). Et que fait le vendeur de chez Truffaut quand une dame lui demande des conseils sur un engrais miracle d'Amazonie qui transforme les géraniums en roses de porcelaine ? Il demande un internement d'office en hôpital psychiatrique (car ledit vendeur est un ancien étudiant en psycho qui s'est aperçu un peu tard que la voie qu'il avait choisie était complètement bouchée).

Voilà, vous y êtes arrivé ! N'oubliez pas de récupérer les plantes du balcon, cela égayera votre intérieur ; c'est un peu déprimant, chez vous.

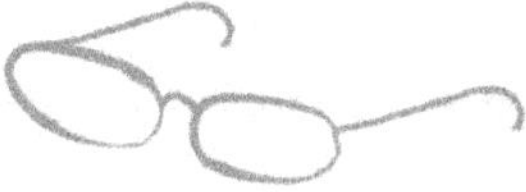

Exercice n° 42 • Celui qui sous-loue son appartement à des touristes allemands

Votre voisin a trouvé un bon moyen d'arrondir ses fins de mois en cette période de crise : il sous-loue son logis à des touristes et dort dans sa voiture. Grand bien lui fasse, mais vous en avez assez des allers-retours incessants dans la cage d'escalier. Tous ces touristes aux coiffures dépassant l'entendement vous tapent sérieusement sur les nerfs ! Pourquoi dépassent-elles l'entendement ? Mais parce qu'ils sont allemands, pardi ! Votre voisin garde en effet une certaine nostalgie d'un séjour Erasmus durant lequel il avait fricoté avec une dénommée Gudrun, dont les nattes blondes trônent encore au-dessus de sa cheminée (vous vous demandez d'ailleurs où est passé le reste de sa tête).

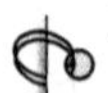 *Répondez au QCM suivant.*

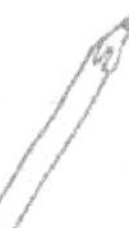

1. Qu'aiment trouver ces touristes comme cadeau de bienvenue ?

a) Une bouteille de vin

b) Une bouteille de soda

c) Une bière

2. Qu'est-ce qui leur redonne de l'entrain entre deux visites ?

a) La perspective d'emprunter le métro

b) Les rayons du soleil se reflétant sur la Seine

c) Une bière

3. Qu'est-ce qui les aide à trouver l'inspiration pour leur programme de visites du lendemain ?

a) Le *Guide du routard*

b) *Les Mystères de Paris*

c) Une bière

4. De quelle spécialité locale se délecteront-ils ?

a) Un jambon-beurre

b) Des sushis

c) Une bière

5. Quel souvenir rapporteront-ils de leur séjour ?

a) Une tour Eiffel en bronze

b) Un t-shirt « I love Paris » (ou « I love Lyon », ou « I love Lons-le-Saunier », bien que je me demande après coup si un tel t-shirt a vraiment des chances d'exister)

c) De la bière

Débriefons

Bien entendu, toutes les bonnes réponses sont **c**. *Cet ineffable exercice a le mérite de pouvoir s'adapter à toutes les nationalités, pour peu que l'on ne craigne pas les clichés. Les touristes italiens apprécieront une bonne pizza ou les Anglais une revigorante tasse de thé.*

Mais revenons à nos moutons (ou plutôt à nos bergers… allemands). Avez-vous pensé à résoudre ce problème en inscrivant votre bâtiment à la grande opération « Immeuble sans alcool » parrainée par Gérard Depardieu ? (Ce dernier ayant honteusement copié l'opération « Immeuble sans antidépresseurs » imaginée par Loana.) En voilà une bonne solution pour vous débarrasser de ces encombrants voisins ! Et boire en cachette vous rappellera vos années lycée. Nostalgie, quand tu nous tiens…

2

L'effet pavillon

« Casse-toi, pauvre con ! » enjoignait Nicolas Sarkozy à un agriculteur peu regardant sur les règles de bienséance. Quand vous avez acheté cette jolie maison dans une bourgade reculée, vous ne vous seriez pas douté que l'envie de faire vôtre cette désormais célèbre maxime vous étreindrait aussi vite. Car il n'y a pas que dans les HML que les bruits et les odeurs peuvent être déplorés par certaines personnes, et les petites habitudes de vos nouveaux voisins commencent à vous les briser menu. Et à propos de menu, prenez donc connaissance de celui que nous vous avons concocté dans les pages qui suivent.

Exercice n° 43 • Celui qui donne des conseils de jardinage

« Vous devriez tondre votre pelouse, ça ne fait pas très bon effet depuis ma fenêtre. » « Vous comptez laisser ce barbecue en plein centre de votre jardin ? » « Il faudrait vraiment couper ces fleurs fanées qui pourrissent au milieu de vos rosiers. » Certes, vous n'avez pas la main verte, mais votre voisin a le don de pratiquer l'ingérence horticole. Évidemment, lui passe ses week-ends à entretenir chaque centimètre carré de sa pelouse avec un coupe-ongles. Avec votre rhume des foins, vous ne pouvez pas lutter. Comment couper court à ses remarques incessantes ?

Vous n'êtes pas le digne descendant de Nicolas le jardinier ? La belle affaire ! Pour que ça ne se voie plus, suivez les étapes ci-après.

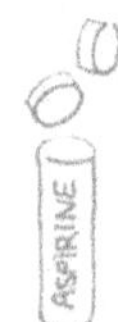

1. Vaporisez du désherbant sur tout ce que vous trouverez de vert dans votre jardin (herbe, plantes, maillot de l'AS Saint-Étienne, géant ingérant du maïs, incroyable Hulk...).

2. Coulez une grande dalle de béton en lieu et place de ce qui vous faisait office de jardinet.

3. Agrémentez le tout de vieux pneus, de gros électroménager en panne et de pièces métalliques rouillées.

4. Annoncez à votre voisin que vous venez de faire l'acquisition à prix d'or d'une installation d'un artiste contemporain new-yorkais intitulée « Gravats – 2.0 ».

Débriefons

Non seulement votre voisin ne pourra plus vous faire de réflexions au sujet de vos talents horticoles, mais vous voici désormais pourvu d'un endroit bien pratique pour entasser toutes sortes d'objets hétéroclites en vue de la prochaine brocante du quartier, du prochain passage des encombrants, de l'aménagement d'un camp de Roms… Ces artistes contemporains new-yorkais sont décidément pleins de ressources.

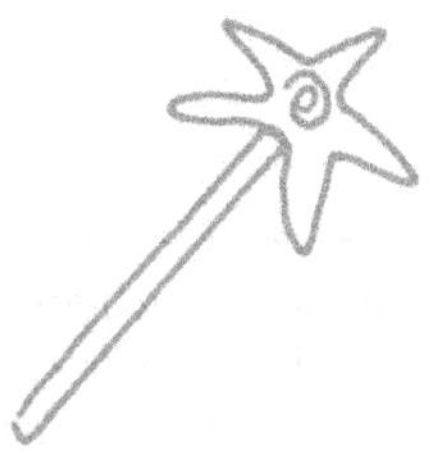

Exercice n° 44 • Le fan de barbecue

Les beaux jours sont de retour ! Les arbres verdissent, les oiseaux chantent, les jupes raccourcissent. Et le fumet de chipolatas carbonisées envahit votre salon dès que vous avez le malheur d'ouvrir une fenêtre. Car dès que le soleil tape, votre voisin oublie totalement que sa cuisine est dotée d'une gazinière. Le barbecue devient son unique moyen de cuisson. Et si vous appréciez l'odeur d'un bon pavé de bœuf grillé, c'est seulement à petite dose et certainement pas lors de votre apéro quotidien sur la terrasse. Comment y remédier ?

Notez ces faits scientifiquement prouvés et assénez-les à votre voisin quand l'occasion se présentera.

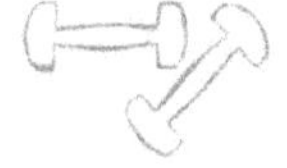

– Le saviez-vous ? Brûler 2 kg de charbon de bois libère en dioxine l'équivalent de 200 000 cigarettes.

– Le saviez-vous ? La graisse brûlée émet du benzopyrène, fortement cancérigène.

– Le saviez-vous ? Le barbecue est responsable de plusieurs dizaines d'accidents domestiques par an en France, dont 10 % sont mortels.

– Le saviez-vous ? Manger des aliments cuits au barbecue augmente le taux sanguin de glycotoxines, détériorant le système cardio-vasculaire.

Débriefons

Bon, ne paniquez pas. Ces considérations sont certes alarmantes, mais sans influence néfaste si vous ne faites un barbecue qu'une fois de temps en temps. Ce qui n'est pas le cas de votre voisin, qui devrait sérieusement remettre en cause son mode de vie estival. Mais si vos paroles n'ont pas trouvé d'oreille attentive, aux grands maux les grands remèdes… Humidifiez son stock de charbon de bois en urinant dessus (recourez à un arrosoir si vous n'êtes pas d'humeur potache) ou subtilisez son stock de petit bois. Vous pouvez même aller jusqu'à installer un ventilateur géant en direction de sa maison pour qu'il profite davantage de sa fumée.

Exercice n°45 • Les enfants qui jouent au bord de la piscine

Vos après-midi de week-ends estivaux sont ruinés par des cris aigus et des « splash » bruyants. Vos voisins se sont fait creuser une piscine quasi olympique et leurs enfants ne sont pas les derniers à en profiter. Vous vous seriez bien passé de cette nouveauté (sauf si la voisine avait été agréable à regarder en maillot de bain), d'autant qu'au boulot, la fenêtre de votre bureau donne déjà sur une cour d'école... Comment réduire ces enfants au silence ?

Vérifiez les points suivants précisés dans le Décret n° 2004-499 du 7 juin 2004 modifiant le décret n° 2003-1389 du 31 décembre 2003 relatif à la sécurité des piscines et modifiant le Code de la construction et de l'habitation (oui, ça existe...), puis essayez de les contourner.

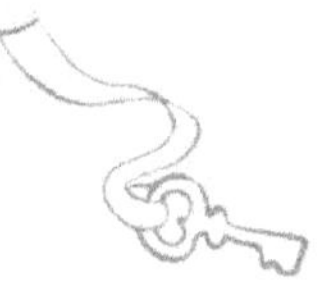

1. La piscine de vos voisins est-elle équipée d'une barrière de sécurité infranchissable par un enfant de moins de cinq ans ? Si non, dénoncez vos voisins à la préfecture. Si oui, louez les services d'un enfant de moins de cinq ans, entraînez-le à franchir une telle barrière, puis dénoncez vos voisins à la préfecture.

2. La piscine de vos voisins est-elle équipée d'une bâche empêchant l'immersion d'un enfant de moins de cinq ans ? Si non, dénoncez vos voisins à la préfecture. Si oui, louez les services d'un enfant de moins de cinq ans, entraînez-le à s'immerger malgré une bâche, puis dénoncez vos voisins à la préfecture.

3. La piscine de vos voisins est-elle équipée d'un abri interdisant l'accès de la piscine à un enfant de moins de cinq ans ? Si non, dénoncez vos voisins à la préfecture. Si oui, louez les services d'un enfant de moins de cinq ans, entraînez-le à accéder à la piscine malgré l'abri, puis dénoncez vos voisins à la préfecture.

4. La piscine de vos voisins est-elle équipée d'une alarme détectant le franchissement des barrières par un enfant de moins de cinq ans ? Si non, dénoncez vos voisins à la préfecture. Si oui, louez les services d'un enfant de moins de cinq ans, entraînez-le à franchir les barrières sans déclencher l'alarme, puis dénoncez vos voisins à la préfecture. Vous pourrez même réutiliser les compétences de cet enfant pour votre prochain hold-up.

Débriefons

Cet exercice nécessite l'utilisation d'un enfant de moins de cinq ans assez docile, ce qui n'est pas évident à trouver au sein de notre société si consumériste. Si vous n'en trouvez pas ou si malgré tous vos efforts les enfants de vos voisins continuent à se baigner dans cette piscine non sécurisée, n'hésitez pas à évoquer devant leurs parents, un sourire carnassier au coin des lèvres, l'affaire du petit Grégory. Cela devrait les calmer un certain temps.

Exercice n° 46 • Le fou de la cheminée

Chaque année, dès que les frimas commencent à se faire sentir, c'est-à-dire entre septembre et juin, votre sympathique voisin ne trouve rien de mieux à faire que de se chauffer grâce à sa cheminée. C'est meilleur marché et plus écologique que les énergies fossiles, plaide-t-il quand vous lui faites remarquer que la fumée vous fait tousser neuf mois de l'année et que le seul bienfait d'un feu de bois est sa capacité à cuire des pizzas de façon pas trop dégueulasse. Comment libérer vos poumons de la couche de suie qui les recouvre peu à peu ?

Retombez en enfance pour suivre les étapes ci-après.

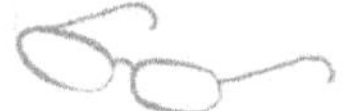

1. Visualisez-vous enfant et imaginez que vous vous trouvez devant la cheminée. Non, pas les fois où votre mère vous hurle de vous éloigner parce que ça brûle, mais plutôt le 24 décembre au soir, quand vous luttez contre le sommeil pour essayer d'apercevoir qui ?

2. Vous l'avez compris, cet exercice nécessite l'achat d'un déguisement de Père Noël. Foncez au bazar chinois du coin qui en vend sans doute toute l'année, on se demande bien pourquoi.

3. Retirez l'airbag de votre voiture, et confectionnez un gilet avec. À défaut d'être particulièrement élégant, il trouvera toute sa place dans l'étape suivante.

4. Revêtez le rouge costume par-dessus le moche gilet, hissez-vous sur le toit de votre voisin et introduisez-vous dans la cheminée fumante, votre silhouette extraordinairement svelte vous permettant un passage aisé dans le conduit.

5. Une fois au milieu dudit conduit, quand la chaleur reste supportable mais pas pour très longtemps, déclenchez l'airbag de manière à vous retrouver coincé. Puis appelez immédiatement les pompiers sur le portable dont vous aurez pris soin de vous munir préalablement.

6. Assistez de l'intérieur à la destruction de la maudite cheminée par les soldats du feu pour vous faire recouvrer la liberté.

Débriefons

Vous l'aurez noté, cet exercice est dangereux, surtout si vous oubliez votre portable ou si celui-ci n'a plus de batterie parce que votre fille a encore joué avec en cachette pendant des heures. Mais on n'a rien sans rien. Imaginez. Non seulement la cheminée de votre voisin est hors d'état de nuire, mais ses enfants le détestent d'avoir attenté à la vie du Père Noël ! Glissez-leur que leur père pourrait être pardonné s'il partait sur les traces du gros bonhomme rouge en Laponie pendant six mois. Peut-être cela vous épargnera-t-il aussi le bruit de sa tondeuse à gazon l'été prochain ?

Exercice n° 47 • Le chien qui aboie

Vous en avez assez de ce sale clébard qui vocifère pour un oui pour un non à toute heure du jour ou de la nuit ! Vous avez demandé à son propriétaire de le garder dans la maison, de lui mettre une muselière, de le faire piquer, mais le monsieur s'est montré fort peu coopératif. C'est donc à vous qu'il revient de prendre les choses en main pour le bien-être sonore du voisinage.

Ce chien ne saisit sans doute pas tout ce qu'on lui dit ; et c'est cette incompréhension qui le fait aboyer. Reliez les aboiements ci-dessous à la langue correspondante.

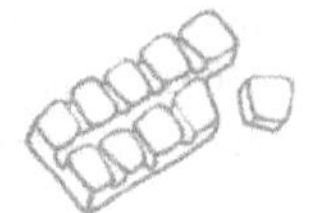

1. Ouah ouah	**a)** Français
2. Guau guau	**b)** Anglais
3. Bau Bau	**c)** Allemand
4. Woof woof	**d)** Espagnol
5. Wau Wau	**e)** Italien

Débriefons

Réponses : 1-a ; 2-d ; 3-e ; 4-b ; 5-c.

Maintenant que vous savez comment les chiens aboient chez nous et nos amis européens, appliquez les méthodes ci-dessous :

• Le chien français : normalement, il ne fait son boulot de chien qu'en semaine entre 9 h 30 et 18 h 00 (17 h 00 le vendredi), et devrait être assez silencieux à la pause déjeuner et en dehors des heures de bureau. Si ces horaires vous gênent malgré tout, proposez-lui une réforme. Il fera sans doute grève et vous laissera tranquille.

• Le chien américain : le problème vient de la pâtée bio que lui donne son écologiste de propriétaire. Glissez-lui sous la clôture quelques denrées grasses et sucrées.

• Le chien allemand : il ne comprend que l'autorité ; parlez-lui fort, et surtout méchamment, en employant par exemple ces expressions si douces à nos oreilles « Ausweis, schnell ! » ou « Bellen Verboten ! ».

• Le chien espagnol : rangez votre amour-propre et lancez-vous dans une belle « copla » de flamenco. Il en restera coi.

• Le chien italien : parlez-lui avec les mains, ou mettez-lui carrément un coup de boule.

Voilà un exercice qui a du chien ! (Ce jeu de mots pourri a été financé avec l'aide de la fondation Anne Roumanoff pour la sauvegarde de l'humour à destination des handicapés mentaux.)

Exercice n° 48 • Le coq qui chante

Symbole de la France au même titre que Marianne, le coq se révèle malgré tout extrêmement nuisible à votre santé mentale quand il vous gratifie de ses vocalises dès cinq heures du matin. Cela dit, il trône encore dans nos mairies un certain nombre de bustes de Marianne représentée par Mireille Mathieu, dont les prouesses vocales ne sont pas tellement plus agréables à vos tympans. Notre beau pays ne serait-il symbolisé que par d'assourdissantes icônes ? Non. Il nous reste Zinedine Zidane. Mouais... Mais revenons à nos coqs. Celui de votre voisin a une fâcheuse tendance à écourter vos nuits. Comment aborder le sujet avec son nonchalant propriétaire ?

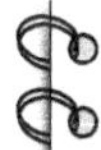

Lors d'une prochaine conversation avec votre voisin, essayez de caser habilement les expressions suivantes.

- Être rouge comme un coq
- Être comme un coq en pâte
- Passer du coq à l'âne
- Avoir des jambes de coq
- Faire le coq

Exemple : Bon, je passe du coq à l'âne, mais j'ai voulu faire le coq auprès de la nouvelle boulangère devant laquelle je me trouve toujours rouge comme un coq à cause de l'émoi qu'elle provoque en moi. J'ai donc enfilé mon plus beau short Le Coq sportif (oui, vous pouvez en rajouter, la liste n'est pas limitative), mais elle s'est esclaffée devant mes jambes de coq. À quoi sert de vivre comme un coq en pâte si c'est pour ne pas trouver l'amour ?

Débriefons

Bien entendu, il faudra adapter cet exemple à votre situation. La boulangère peut être remplacée par la poissonnière, mais dans ce cas votre voisin risque de ne pas comprendre pourquoi le bruit vous incommode, cette profession présentant souvent des sujets très dotés vocalement. Quoi qu'il en soit, à l'issue de votre tirade, il serait étonnant que la conversation ne dévie pas vers le maudit animal. Vous pourrez alors faire part de vos récriminations. Ou annoncer à votre voisin que vous avez trouvé une formidable recette de coq au vin et que vous aimeriez l'inviter pour la tester. Peut-être se proposera-t-il de vous fournir un certain ingrédient ?

Exercice n° 49 • Celui qui utilise du fumier

Habiter près d'un champ présente l'avantage de ne pas avoir de vis-à-vis dans la salle de bains (ou dans le salon, ou la chambre, bref, dans n'importe quelle pièce située du côté dudit champ). Mais cet avantage est vite contrebalancé quand ce champ est cultivé, et seulement avec de l'engrais naturel. Or, comme tous les citadins le savent, ce qui est naturel sent mauvais. Vous avez bien essayé de lui suggérer un bon engrais chimique qui pollue les nappes phréatiques, mais rien n'y fait, il reste campé sur ses positions et ça empeste à plusieurs kilomètres à la ronde. Comment satisfaire à nouveau aux exigences de vos narines délicates ?

Suivez les consignes ci-après.

1. Faites l'acquisition de quelques pièces de monnaie gallo-romaines sur un site de vente aux enchères.

2. Portez ces pièces à la préfecture de votre département en signalant que vous les avez trouvées par hasard dans le champ de votre voisin où vous étiez allé cueillir des céréales pour votre petit-déjeuner (ou tout autre prétexte plus crédible, les Frosties ne poussant guère dans les champs en cette période de sécheresse).

3. Réjouissez-vous en voyant l'employé de la préfecture ouvrir un dossier de fouilles archéologiques qui privera votre voisin de l'utilisation de son champ le temps nécessaire à des recherches poussées, soit sans doute plusieurs années.

Débriefons

Vous voici tranquille pour un bon moment. D'autant que votre voisin a cru sa fortune faite et qu'il s'est aussitôt acheté une puissante voiture de sport. Il est désormais endetté jusqu'au cou. Peut-être se trouvera-t-il même obligé de vendre son champ pour financer son crédit. Ce qui sera chose facile car un groupement agro-alimentaire spécialisé dans les OGM qui sentent bon a récemment reçu un coup de fil anonyme leur signalant que cette exploitation serait bientôt sur le marché. Comme disent les kangourous : « C'est dans la poche ! »

Exercice n° 50 • Celui qui possède une voiture bruyante

Votre voisin aime vous faire savoir qu'il part au travail le matin et qu'il rentre le soir. Le vrombissement du moteur de sa voiture de sport associé à son pot d'échappement pas vraiment réglementaire vous en informe de façon assez incivile bien que fort régulière. Mais vous n'avez que faire de ce genre d'informations et vous vous passeriez bien de voir vos fenêtres trembler dès que le fâcheux va faire un tour. Comme réagir ?

En vous référant au tableau ci-dessous, estimez les dégâts auditifs que vous cause votre voisin, puis notez les éléments se situant au-dessus dans l'échelle de l'inconfort.

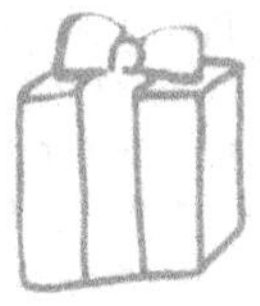

Bruit	Décibels	Sensation
Avion au décollage, tonnerre	130	Douloureux
Marteau-piqueur, coup de feu	120	Douloureux
Concert, discothèque	110	Risque de surdité
Baladeur à puissance maximum	100	Pénible
Moto	90	Pénible
Automobile	80	Fatigant
Aspirateur	70	Fatigant
Grand magasin, cantine	60	Supportable
Machine à laver	50	Agréable
Conversation à voix normale	45	Agréable (enfin... ça dépend avec qui)
Bureau tranquille	40	Agréable
Chambre à coucher	30	Agréable
Conversation à voix basse	20	Calme
Vent dans les arbres	10	Calme
Seuil d'audibilité	0	Calme

Notez ci-dessous quelques vengeances sonores dont vous pourriez vous repaître grâce aux nuisances que vous venez de lister :

Exemple :

Coup de feu : organiser sous ses fenêtres un règlement de comptes entre gangs rivaux de la cité voisine.

Débriefons

Évidemment, certaines vengeances sont plus pratiques à organiser que d'autres. Vous pouvez facilement faire du bruit en organisant une rave ou en louant un marteau-piqueur ; par contre, c'est plus compliqué pour le tonnerre (à moins que vous ne connaissiez des formules chamaniques sioux...).

Gardez aussi en tête que ces petites revanches, si elles sont agréables sur le moment, ne tiendront pas sur le long terme, et que si vous devez inventer des pantalonnades jusqu'à ce que votre voisin passe le prochain contrôle technique, c'est mal barré. Alors, pourquoi ne pas faire vous aussi un peu de bruit dans le quartier en échangeant votre Twingo contre une grosse Harley ?

Conclusion

Nous voici arrivés au terme de ce merveilleux voyage qui nous a fait traverser les strates les plus insondables de la psychologie humaine.

J'espère que ces 50 exercices vous ont été profitables et que vous les avez appliqués avec le sang-froid qui vous caractérise. Votre domicile est probablement devenu le lieu paisible que nous appelons tous de nos vœux (enfin... chacun pour son propre domicile ; que le vôtre soit désormais un oasis de sérénité ne me chaut pas plus que ça).

Cependant, si vous avez lamentablement échoué, à l'instar de la fois où vous avez essayé de convaincre ce policier de la BAC marseillaise que vous subtiliser votre came n'était pas déontologique, il vous reste une solution. Rappelez-vous, il y a quelques années (en 1999 pour être précis, cela ne nous rajeunit pas...), une association à n'en point douter gauchiste eut l'idée saugrenue de mettre en place un événement dont le nom est un véritable paradoxe à lui tout seul : la Fête des voisins. Bien qu'on puisse légitimement se demander pourquoi des personnes pleines de rancœur les unes envers les autres apprécieraient de se réunir autour de charcuterie premier prix et de bouteilles de Banga, cette célébration rencontre depuis un succès qui ne se dément pas. En ce qui vous concerne, elle offre surtout une splendide occasion de réaliser ce rêve dont vous doutez encore qu'il puisse un jour se concrétiser, l'objet même de ces pages : se débarrasser de ses voisins.

Laissez libre cours à votre créativité : boissons empoisonnées, feux d'artifices mal maîtrisés ou lâcher de poulets grippés peuvent se révéler des solutions intéressantes… bien que mal acceptées dans nos sociétés occidentales, surtout s'il y a des enfants à proximité (nos sociétés occidentales sous-estiment sans doute fortement le pouvoir de nuisance du petit Lucas, mais passons).

Personnellement, ayant suffisamment d'ennuis avec la maréchaussée comme ça, je ne saurais trop vous conseiller une solution moins radicale mais tout aussi efficace. Placez une discrète charge explosive sur ce rebord de fenêtre qui menace de s'écrouler depuis un petit moment. Attendez qu'un enfant (le petit Lucas, tiens) se trouve pile en dessous et déclenchez le détonateur grâce à votre téléphone portable comme vous l'avez vu faire tant de fois à la télé (vous devriez quand même regarder autre chose que des séries policières américaines, il y a plein de trucs très bien sur la TNT ; ah, en fait, on me signale que non…). Jetez-vous alors sur l'enfant pour lui éviter une mort certaine. Savourez enfin les vivats de la foule en délire et le regard enamouré que pose sur vous la charmante voisine du 6e.

Cet ultime exercice (qui amène le nombre total contenu dans ce livre à 51, oui, 51, vous avez décidément fait une excellente affaire en l'achetant, n'hésitez pas à conseiller ce bon plan à vos amis) présente un triple avantage.

- Il met un peu d'ambiance dans une fête habituellement bien morose.
- Certains voisins, effrayés par l'état de délabrement du quartier, feront sans doute leur valise d'ici quelques jours.
- Les voisins restants vous voueront une adoration éternelle, surtout la charmante voisine du 6e qui va voir ce qu'elle va voir.

Vous voilà donc sorti d'affaires pour un bon moment. Mais ne vous reposez pas sur vos lauriers, car d'autres voisins arriveront un jour. Et gardez bien en tête que vous êtes aussi le voisin de vos voisins...

Ça vous en bouche un coin ?

L'auteur

Guillaume Clapeau est journaliste et éditeur. Partant du constat que promiscuité rime avec neurasthénie (raison pour laquelle ses poèmes ne rencontrent pas un grand succès), c'est tout naturellement qu'il se lance en 2004 dans une opération de grande ampleur visant à débarrasser son immeuble des éléments les plus nuisibles à son psychisme. Grâce à son naturel misanthrope et non dénué d'une certaine sournoiserie, le résultat dépasse ses espérances les plus folles. Galvanisé par cette réussite, il travaille actuellement à ne plus avoir d'amis.

Composé par STDI
N° d'éditeur : 4625

Dépôt légal : février 2013
Imprimé en Allemagne par BoD

www.ingramcontent.com/pod-product-compliance
Lightning Source LLC
La Vergne TN
LVHW050602160826
845677LV00011B/2430

9782212555677